Frauenleitfaden für essentielle Gesundheit

Wichtige Nährstoffe und Vitamine für die Gesundheit und das Wohlbefinden von Frauen.

Stella O. Maurice

INHALTSVERZEICHNIS

INHALTSVERZEICHNIS _______________________________ 3

EINFÜHRUNG DES BUCHES _______________________ 10

KAPITEL 1 ____ 14

MAKRONÄHRSTOFFE FÜR FRAUEN _____________ 14

KOHLENHYDRATE _______________________________ 16

Verschiedene Arten von Kohlenhydraten ____________ 17

Gesunde Kohlenhydrate __________________________ 19

Gesunde Alternativen ____________________________ 20

EIWEISS ____ 21

PROTEINQUELLEN _____________________________ 26

GESUNDE FETTE _________________________________ 27

Kategorien von Fett _____________________________ 29

Ratschläge für eine fettgesunde Ernährung _________ 31

MAKRONÄHRSTOFFBASIERTE ERNÄHRUNGEN _____ 33

KAPITEL 2 ____ 36

MIKRONÄHRSTOFFE: EIN WICHTIGER ASPEKT DER FRAUENGESUNDHEIT _____________________________ 36

VITAMINE ____ 36

Vitamin A 37

Gesundheitliche Vorteile von Vitamin A 38

Vitamin-A-Quellen 41

VITAMIN C 43

VITAMIN-C-QUELLEN 51

VITAMIN-D 54

Die Rolle von Vitamin D im Körper 55

Mangel an Vitamin D 56

Vitamin-D-Quellen 58

Vitamin-D-Empfehlung 60

VITAMIN E 60

Vorteile von Vitamin E 61

Quellen für Vitamin E 65

VITAMIN K 67

DIE VORTEILE VON VITAMIN K 68

Vitamin-K-Quellen 69

KAPITEL 3 72

MINERALSTOFFE FÜR DIE GESUNDHEIT VON FRAUEN
.... 72

KALZIUM 73

Zusätzliche Funktionen von Calcium _______________ 76

Kalziumquellen ___________________________________ 77

MAGNESIUM ______________________________________ 78

Magnesiumquellen _________________________________ 82

Eisen ____ 86

Vorteile von Eisen ________________________________ 88

Ressourcen für Eisen ______________________________ 90

ZINK ____ 96

Vorteile für die Gesundheit _________________________ 97

Zinkquellen ______________________________________ 101

KAPITEL 4 _______________________________________ 107

FÜR FRAUEN SPEZIALISIERTE NÄHRSTOFFE _______ 107

A. FOLAT ____ 107

Vorteile von Folsäure ______________________________ 108

Nahrungsquellen für Folate _________________________ 110

B. OMEGA-3-FETTSÄUREN __________________________ 113

Vorteile von Omega-3-Fettsäuren ____________________ 114

Quellen für Omega-3-Fettsäuren _____________________ 122

C. ANTIOXIDANTIEN _______________________________ 123

Vorteile von Antioxidantien für die Gesundheit _________ 124

Nahrungsquellen für Antioxidantien _______________130

KAPITEL 5 _____________________________________131

HORMALE GESUNDHEIT UND ERNÄHRUNG _______131

Der Einfluss von Nahrungsmitteln auf Hormone_________132

UNTERSTÜTZUNG DES Menstruationszyklus_________137

Ernährung und Menstruation ____________________141

So unterstützen Sie einen gesunden Menstruationszyklus ___142

Ernährungsunterstützung   für   einen   harmonischen
Menstruationszyklus___________________________142

MINERALIEN UND VITAMINE FÜR EINEN RICHTIGEN
Menstruationszyklus___________________________143

ÄNDERUNGEN   DES   LEBENSSTILS   FÜR   EINEN
GESÜNDEREN Menstruationszyklus _______________144

KAPITEL 6 _____________________________________146

SCHWANGERSCHAFT UND ERNÄHRUNG NACH DER
GEBURT _____________________________________146

ERNÄHRUNGSBEDÜRFNISSE SCHWANGENER FRAUEN
____146

Wichtige Mineralien und Vitamine für die Schwangerschaft 148

Erholung nach der Geburt________________________151

Nach der Schwangerschaft Übung _________________153

KAPITEL 7 ____157

WUNDERBAR ALTER: WESENTLICHE NÄHRSTOFFE FÜR JEDE PHASE ____157

ERNÄHRUNG FÜR DIE WECHSELPAUSE ______________158

Lebensmittel zum Verzehr ____________________________159

Zu vermeidende Lebensmittel __________________________162

KNOCHEN GESUNDHEIT _________________________164

Was beeinflusst die Knochengesundheit? ________________165

Möglichkeiten zur Erhaltung gesunder Knochen _________168

KAPITEL 8 ____171

HÄUFIGE GESUNDHEITSBEDENKEN UND ERNÄHRUNGSSTRATEGIEN FÜR FRAUEN__________171

Typische Gesundheitsprobleme und Ernährungstechniken für Frauen ____171

HERZFITNESS ____171

Häufige Arten von Herzerkrankungen bei Frauen ________172

GEWICHTSMANAGEMENT____________________________176

PSYCHISCHE GESUNDHEIT ___________________________185

Lebensmittel, die das geistige Wohlbefinden fördern ____189

Essentials, die Sie zu Ihrer Ernährung hinzufügen sollten ___189

Lebensmittel, von denen man die Finger lassen sollte ____190

KAPITEL 9 ____192

Iss dein Alter ____192

Eine nahrhafte Ernährung in Ihren 20ern ____192

Gesunde Ernährung in Ihren 30ern ____193

Eine gesunde Ernährung für Ihre 40er ____195

Gesunde Ernährung in Ihren 50ern ____197

Eine nahrhafte Ernährung für 60-Jährige und darüber hinaus ____199

KAPITEL 10 ____203

ERGÄNZUNGSMITTEL: WANN UND WARUM ____203

Kinder und Jugendliche ____205

Frauen im Alter von 19 bis 50 Jahren ____206

Schwangere oder stillende Frauen ____206

Ältere Damen ____207

ERGÄNZUNGSMITTEL RICHTIG AUSWÄHLEN ____209

KAPITEL 11 ____212

ABSCHLUSS ____212

FRAUEN FÜR KONTINUIERLICHES WOHLBEFINDEN ERMÖGLICHEN ____213

EINFÜHRUNG DES BUCHES

Das Wort „Gesundheit von Frauen" bezieht sich auf eine breite Kategorie von körperlichen und geistigen Gesundheitsproblemen, die spezifisch für Frauen sind, bei Frauen häufiger auftreten oder sich bei Frauen manifestieren, beschleunigen oder andere Folgen haben als bei Männern.

Die körperlichen, geistigen und emotionalen Aspekte der Gesundheit von Frauen sind vielfältig und müssen sorgfältig durchdacht und unterstützt werden. Der Körper einer Frau erfährt von der Pubertät bis zu ihren goldenen Jahren tiefgreifende Veränderungen, und um ein umfassendes Wohlbefinden zu gewährleisten, muss man die Bedeutung von Nährstoffen in diesen Zeiten verstehen.

Frauen sind das Fundament der Familie. Andererseits ist häufig zu beobachten, dass Frauen den Bedürfnissen ihrer Familie Vorrang vor ihren eigenen geben. Wir übersehen jedoch häufig die Tatsache, dass Frauen besondere medizinische Ansprüche haben und nicht wie Männer gebaut sind.

Frauen durchlaufen viele Phasen im komplexen Lebenszyklus, jede mit ihren eigenen Wendepunkten, Schwierigkeiten und Siegen. Die erkenntnisreiche Reise"**Frauenratgeber für essentielle Gesundheit: Wichtige Nährstoffe und Vitamine für die**

Gesundheit und das Wohlbefinden von Frauen,, führt Sie durch die lebenswichtigen Vitamine und Mineralien, die das gesamte Spektrum der Frauengesundheit ausmachen.

Dieses Buch nimmt den Leser mit auf eine umfassende Untersuchung der Ernährungsbedürfnisse, die es Frauen ermöglichen, körperlich, emotional und kognitiv zu gedeihen, vom Höhepunkt der Pubertät bis zur Menopause. Eine Frau ist die Beschützerin der lebensspendenden Energie des Lebens, und ihre Gesundheit hängt eng mit den Nahrungsmitteln zusammen, die ihr geistiges und körperliches Wohlbefinden fördern.

"Frauenratgeber für essentielle Gesundheit: Wichtige Nährstoffe und Vitamine für die Gesundheit und das Wohlbefinden von Frauen" dient als Anker für die Erkundung des komplexen Terrains der Frauengesundheit und nicht nur als Liste von Ernährungsempfehlungen. Es analysiert die Bedeutung von Vitaminen und Mineralstoffen für die Förderung von Kraft, hormonellem Gleichgewicht und lebendiger Vitalität anhand der Wissenschaft der Ernährung.

Wir nehmen Sie mit auf eine Reise durch diese entscheidenden Phasen und gehen auf die sich entwickelnden Bedürfnisse der Adoleszenz, die Verantwortungen des Frauseins, die Komplexität von Schwangerschaft und Mutterschaft sowie die eleganten Veränderungen in den Wechseljahren ein. In jedem Kapitel wird ein maßgeschneiderter Leitfaden für die ideale Ernährung vorgestellt, zusammen mit nützlichen Tipps und Wellness-Traditionen.

"Frauenratgeber für essentielle Gesundheit: Wichtige Nährstoffe und Vitamine für die Gesundheit und das Wohlbefinden von Frauen,,ist eine Würdigung der Stärke und Vitalität von Frauen, nicht nur ein Handbuch. Es ist ein Appell, Selbstfürsorge als Ausdruck der Liebe zu sich selbst zu wertschätzen und zu verstehen, dass es eine wichtige Entscheidung ist, für sich selbst zu sorgen. Dieses Buch lädt Sie dazu ein, für Ihre Gesundheit zu sorgen, unabhängig von Ihrem Alter – als junge Frau, die sich mit den Wendungen einer geschäftigen Welt auseinandersetzt, oder als erfahrene Mutter, die die Eleganz des Erwachsenseins zu schätzen weiß.

Begeben Sie sich auf diese faszinierende Reise, bei der Wissen und Ernährung zusammenarbeiten, um eine Oase zu schaffen, die Ihnen den Weg zu einem Lebensstil voller Energie, Ausgeglichenheit und langanhaltendem Wohlbefinden weist. Willkommen zu**,,Frauenratgeber für essentielle Gesundheit: Wichtige Nährstoffe und Vitamine für die Gesundheit und das Wohlbefinden von Frauen."**,– ein Ort, an dem der Weg einer Frau zu vollkommener Gesundheit genauso atemberaubend ist wie sie selbst."

KAPITEL 1

MAKRONÄHRSTOFFE FÜR FRAUEN

Die Hauptbestandteile Ihrer Ernährung sind Makronährstoffe. Die Nährstoffe der Nahrung, die der Körper zur Energiegewinnung und zur Aufrechterhaltung seiner Systeme und Strukturen benötigt, werden Makronährstoffe genannt. Makronährstoffe sind lebenswichtige Nährstoffe, die der Körper in erheblichen Mengen benötigt, um gesund zu bleiben.

Im Allgemeinen werden Makronährstoffe nur als Proteine, Kohlenhydrate und Fette definiert; Sie können jedoch auch aus anderen Nährstoffen wie Wasser bestehen, die der Körper in großen Mengen benötigt.

Makronährstoffe liefern den Großteil der Kalorien und Energie des Körpers. Jede Art von Makronährstoff hat Vorteile und trägt dazu bei, den Körper gesund zu halten. Individuelle Faktoren wie Gewicht, Alter und zugrunde liegende medizinische Probleme können sich darauf auswirken, wie viel von jedem Makronährstoff eine Person benötigt.

Eine lebenswichtige Funktion aller Makronährstoffe besteht darin, die Gesundheit des Körpers zu erhalten. Für eine optimale

Gesundheit ist normalerweise ein ausgewogenes Verhältnis der Makronährstoffe erforderlich.

KOHLENHYDRATE

Für mehrere Körpergewebe, darunter auch das Gehirn, sind Kohlenhydrate die Hauptenergiequelle. Glukose, die der Körper aus Kohlenhydraten produziert, gelangt in den Blutkreislauf und gelangt in die Zellen, damit diese funktionieren können.

Um die Muskeln bei intensiver körperlicher Betätigung anzuspannen, sind Kohlenhydrate unerlässlich. Kohlenhydrate helfen dem Körper, auch im Ruhezustand wichtige Aufgaben wie die Regulierung der Körpertemperatur, der Herzfrequenz und der Verdauung zu erfüllen.

Eine ausgewogene Ernährung könnte Kohlenhydrate enthalten. Dennoch kann der Verzehr einer übermäßigen Menge an Kohlenhydraten oder die Auswahl der falschen Art von Kohlenhydraten zu gesundheitlichen Problemen wie Gewichtszunahme führen.

Der Mensch erhält Energie aus Kohlenhydraten. Obwohl eine protein- und fettreiche Ernährung den Menschen ebenfalls mit Energie versorgen kann, greift der Körper lieber auf Kohlenhydrate zurück.

Wenn der Körper einer Person nicht genügend Kohlenhydrate erhält, greift er zur Energiegewinnung auf Fette und Proteine zurück.

Allerdings möchte der Körper Protein lieber nicht als Brennstoff verwenden, da es für so viele andere wichtige Prozesse wie Gewebewachstum und -reparatur notwendig ist.

Im Körper werden Kohlenhydrate in Glukose umgewandelt. Das Hormon Insulin erleichtert die Übertragung von Glukose aus dem Blutkreislauf in die Körperzellen. Glukose ist für das Funktionieren jeder Zelle im menschlichen Körper notwendig.

Im Ruhezustand eines Menschen verbraucht das Gehirn 20–25 % seiner Glukose und benötigt eine stetige Versorgung.

Verschiedene Arten von Kohlenhydraten

Abhängig von der Anzahl der enthaltenen Zuckermoleküle können Kohlenhydrate in einfache und komplexe Kohlenhydrate eingeteilt werden.

Einfache Kohlenhydrate

Glukose, Fruktose, Saccharose und Laktose sind Beispiele für einfache Kohlenhydrate; sie enthalten jeweils ein oder zwei Zuckermoleküle.

Einfache Kohlenhydrate kommen in der Natur vor in:

Obst, Milchprodukte, Fruchtsäfte und Milch

Komplexe Kohlenhydrate

In komplexen Kohlenhydraten finden sich längere, komplexere Zuckerketten. Sie bestehen aus Polysacchariden und Oligosacchariden. Sowohl Ballaststoffe als auch Stärke sind in komplexen Kohlenhydraten enthalten.

Komplexe Kohlenhydrate sind in Vollkornprodukten enthalten, darunter Brot, Müsli, Nudeln und Reis. Bohnen; Gemüse; und Früchte.

Raffinierte Kohlenhydrate

Raffinierte Kohlenhydrate sind Lebensmittel, die einer Verarbeitung unterzogen wurden, um einige Bestandteile wie Mineralien und Ballaststoffe zu entfernen.

Zu diesen Kohlenhydraten gehören Maissirup mit hohem Fruchtzuckergehalt und Süßstoffe, die von Herstellern häufig verarbeiteten Lebensmitteln zugesetzt werden.

Einige Beispiele für raffinierte Kohlenhydrate sind:

- Weißbrot, Spaghetti und Reis,
- Verarbeitete Frühstückszerealien,
- Süßstoffe und Maissirup mit hohem Fruchtzuckergehalt,
- Kuchen, Desserts und Backwaren.

Gesunde Kohlenhydrate

Eine Person speichert möglicherweise mehr Glukose in Form von Fett, wenn sie mehr Kohlenhydrate zu sich nimmt, als sie benötigt. Diese Kohlenhydrate können von jemandem, der sehr aktiv ist oder häufig Sport treibt, schnell aufgebraucht werden.

Wer diese Kohlenhydrate jedoch nicht verbrennt, kann an Gewicht zunehmen.

Komplexe Kohlenhydrate geben die Energie langsamer ab und sorgen für ein längeres Sättigungsgefühl. Beispiele für komplexe Kohlenhydrate sind brauner Reis, Vollkornbrot und Gemüse.

Ein nahrhafterer Ansatz für jemanden, diesen essentiellen Makronährstoff in seiner Ernährung aufzunehmen, besteht darin, komplexe Kohlenhydrate und stärkehaltiges Gemüse zu wählen, darunter: Süßkartoffeln, Pastinaken, Kürbis, Kürbis, Rüben, Rüben, Kartoffeln und anderes nahrhaftes stärkehaltiges Gemüse

Komplexe Kohlenhydrate sind auch in Hülsenfrüchten enthalten, zu denen Bohnen und Erbsen gehören. Diese Lebensmittel können hervorragende Bestandteile einer ausgewogenen Ernährung sein.

Wenn eine Person zu viele einfache und raffinierte Kohlenhydrate wie zuckerhaltige Snacks und Getränke, Weißbrot und Nudeln sowie weiße Kartoffeln zu sich nimmt, kann dies negative Auswirkungen haben.

Diese Mahlzeiten mit hohem Zuckergehalt werden schnell vom Körper aufgenommen, was für einen kurzen Energieschub, aber nur für kurze Zeit ein Sättigungsgefühl sorgen kann. Dies könnte zu übermäßigem Essensgenuss führen.

Gesunde Alternativen

• Um eine nahrhafte Ernährung aufrechtzuerhalten, könnte man mit den folgenden Ersatzstoffen experimentieren:

Ersetzen Sie weiße Nudeln oder Reis durch gesunde Getreidesorten (Vollkorn).

• Wenn Sie zum Frühstück lieber auf Müsli verzichten möchten, probieren Sie statt eines Weißbrotsandwichs einen gebackenen Süßkartoffel- oder Quinoa-Salat.

• Sie können Vollkornhaferflocken, die über Nacht in Kokosmilch und Zimt eingeweicht wurden, auch mit Blaubeeren verfeinern.

• Essen Sie statt eines Stücks Pizza eine herzhafte, sättigende Suppe mit Gemüse und Linsen oder Bohnen.

Der Körper benötigt Kohlenhydrate, um richtig zu funktionieren und Energie zu produzieren. Je nach Trainingsniveau, Gewicht und

Lebensstil benötigen Menschen möglicherweise unterschiedliche Mengen an Kohlenhydraten.

Durch die Integration komplexer Kohlenhydrate und die Reduzierung des Verzehrs raffinierter Kohlenhydrate können die meisten Frauen für eine gesunde Ernährung sorgen.

Die Verringerung gesundheitsbedingter Erkrankungen und die Aufrechterhaltung eines gesunden Blutzuckerhaushalts sind zwei Vorteile einer bewussten Kohlenhydratauswahl.

EIWEISS

Lange Molekülketten, sogenannte Aminosäuren, bilden Proteine. Damit Körpergewebe wachsen, sich entwickeln, heilen und erhalten können, sind Proteine lebenswichtig.

Da jede Körperzelle irgendeine Form von Protein enthält, ist die Aufrechterhaltung einer nährstoffreichen Ernährung mit ausreichend Proteinen entscheidend für den Erhalt starker Muskeln, Knochen und Gewebe.

Protein ist auch für viele andere biologische Aktivitäten unerlässlich, einschließlich der Unterstützung des Immunsystems, Stoffwechselreaktionen sowie des Zellaufbaus und der Zellunterstützung.

Bis auf neun werden alle essentiellen Aminosäuren vom Körper selbst produziert. Diese neun Aminosäuren sind essentiell und stammen aus der Nahrung.

In jeder Ernährung sind unterschiedliche Kombinationen von Aminosäuren enthalten. Fleisch, Milchprodukte und Eier sind Beispiele für tierische Proteine, die häufig alle erforderlichen Aminosäuren enthalten.

Bestimmte Aminosäuren sind in pflanzlichen Proteinen, die in Lebensmitteln wie Bohnen, Getreide, Nüssen und Soja vorkommen, reichlich vorhanden, anderen fehlen möglicherweise andere Vitamine. Eine abwechslungsreiche und ausgewogene Ernährung kann den Körper mit ausreichend Protein versorgen, um seinen Bedarf zu decken.

Das Grundelement des menschlichen Körpers ist Protein. Es erhält und wächst Gewebe.

In Wachstumsphasen, etwa im Säuglingsalter, in der Kindheit und in der Schwangerschaft, benötigt der Körper mehr Protein.

Darüber hinaus haben bestimmte Personen einen höheren Proteinbedarf:

- Diejenigen, die operiert wurden,
- Diejenigen, die Verletzungen haben,

☐ Diejenigen, die beim Training kontinuierlich Muskeln abbauen.

Die Verteilung des Proteinkonsums über den Tag hilft vielen Menschen, ihren Nährstoffbedarf zu decken und verbessert außerdem den Blutzucker- und Energiespiegel.

Eine Reihe beliebter Ernährungsgewohnheiten, die dem Einzelnen dabei helfen können, seinen Mindestproteinbedarf zu decken, sind:

1st Essroutine

Eine gute Möglichkeit, Protein zu sich zu nehmen, besteht darin, eine bescheidene Menge Protein zum Frühstück, eine moderate Menge zum Mittagessen und eine beträchtliche Portion zum Abendessen zu sich zu nehmen.

Eine normale Tagesdiät könnte Folgendes umfassen:

☐ 10 Gramm oder weniger Protein zum Frühstück, wie Beeren, Mandeln und Hafer

☐ 25 Gramm zum Beispiel in einem Käse-Truthahn-Sandwich zum Mittagessen

☐ 5 Gramm in einem Müsliriegel oder einem anderen Snack

☐	40 Gramm Steak oder Hühnchen mit Beilagen zum Abendessen

☐	An diesem Tag würden etwa 80 Gramm Protein zugeführt.

2nd Essroutine

Zu jeder Mahlzeit – Frühstück, Mittagessen, Abendessen und Snacks – eine moderate Menge Protein zu sich zu nehmen, ist eine weitere typische Praxis des Proteinkonsums.

An einem normalen Tag kann eine Person Folgendes konsumieren:

- ☐ 20 Gramm Protein zum Frühstück, zum Beispiel ein Gemüseomelett mit zwei Eiern und Bohnen als Beilage.
- ☐ 15 Gramm Obst und Hüttenkäse für einen Frühstückssnack.
- ☐ 25 Gramm in einem Salat mit einem Fischfilet zum Mittagessen.
- ☐ 15 Gramm in einem proteinreichen Snack wie einem Proteinshake
- ☐ 10 Gramm zum Abendessen, etwa in einem fleischlosen Gericht oder einer Linsensuppe.

Zusätzlich würde dies etwa 80 Gramm Protein ergeben.

Frauen könnten versuchen, bei jeder Mahlzeit eine bestimmte Proteinzufuhr zu erreichen, um das Beste aus ihrer Proteinaufnahme herauszuholen, Muskeln aufzubauen und sich zu erholen. Die Körpergröße und das Aktivitätsniveau einer Frau bestimmen jedoch, wie viel Protein sie benötigt. Eine 1,70 Meter große Frau, die wenig Sport treibt, wird nicht in der Lage sein, so viel Protein aufzunehmen und zu verwerten wie eine 1,70 Meter große Frau, die fünfmal pro Woche Sport treibt.

Je nach Umfang ihres Trainings benötigen Marathonläufer möglicherweise zwischen 1,0 und 1,6 g pro kg Körpergewicht.

Für Kraftsportler oder Kraftsportler liegt die empfohlene Dosierung zwischen 1,6 und 2,0 g pro Kilogramm Körpergewicht.

Mangel an Protein

Ein Mangel an Proteinen kann tödlich sein. Eine Frau, die nicht genug Protein zu sich nimmt, kann unter Folgendem leiden:

- Unzureichende Entwicklung
- Reduzierung der Muskelmasse
- Geschwächtes Immunsystem
- Herzschwäche
- Atembeschwerden

PROTEINQUELLEN

Zu den Proteinquellen gehören Eier, schwarze Bohnen, Rinderhackfleisch, Milch, Erdnussbutter und Tofu.

Bestimmte proteinreiche Lebensmittel, wie zum Beispiel ein gegrilltes Steak, können ebenfalls viel Fett und Natrium enthalten. Andere Lebensmittel, einschließlich Lachs, enthalten weniger Natrium und gesättigte Fettsäuren.

Darüber hinaus sind fettarme Milchprodukte, Hülsenfrüchte, Kichererbsen, Tofu und zahlreiche andere gesundheitsfördernde Nährstoffe wie Ballaststoffe und Antioxidantien hervorragende Proteinquellen.

Wenn diese gelegentlich anstelle von Fleisch, insbesondere rotem Fleisch, verwendet werden, ist die Wahrscheinlichkeit geringer, dass Diäten zu Gewichtszunahme und anderen Gesundheitsproblemen führen.

Laut einer Studie hatten Frauen, die größere Mengen an Proteinen, hauptsächlich aus Gemüse, zu sich nahmen, ein um dreißig Prozent geringeres Risiko für Herzprobleme als Frauen, die höhere Mengen an Proteinen zu sich nahmen, aber hauptsächlich aus tierischen Produkten und weniger Kohlenhydraten stammten.

Vegetarier und Veganer können reichlich Protein aus Bohnen und Linsen beziehen.

GESUNDE FETTE

Fette sind nicht nur ein wichtiger Bestandteil der Ernährung, sondern können dem Körper auch Energie liefern. Nahrungsfette sind ein wesentlicher Bestandteil der Ernährung und an der Bildung von Hormonen, der Zellentwicklung, der Energiespeicherung und der Aufnahme wichtiger Vitamine beteiligt, auch wenn einige Arten möglicherweise nährstoffreicher sind als andere.

Der Körper benötigt Fett als notwendigen Nährstoff, um richtig zu funktionieren. Neben anderen lebenswichtigen Funktionen unterstützen Fette in der Nahrung die Aufnahme von Vitaminen und Mineralstoffen durch den Körper. Die Fettreserven des Körpers sind wichtig für:

- Stoffwechsel und Energieeinsparung
- Modulation der Körpertemperatur und
- Schutz der lebenswichtigen Organe

Andererseits kann eine übermäßig fetthaltige Ernährung das Körpergewicht erhöhen und das Risiko einer Herz-Kreislauf-Erkrankung erhöhen.

In den meisten fetthaltigen Lebensmitteln ist eine Mischung aus Fettsäuren enthalten. Da viele Mahlzeiten sowohl gesättigte als auch ungesättigte Fette enthalten, kann es für eine Person schwierig sein, nur auf eine dieser Fettarten zu verzichten.

Ernährungsberater und die meisten Gesundheitsorganisationen raten dazu, gesättigte Fette anteilmäßig zu sich zu nehmen und diese, wann immer möglich, durch ungesättigte Fette zu ersetzen.

Kategorien von Fett

Drei Hauptkategorien von Fetten, die von Ernährungsexperten identifiziert wurden, sind Transfette, ungesättigte und gesättigte Fette

Gesättigte Fette

Studien haben gezeigt, dass eine höhere Aufnahme gesättigter Fette in der Ernährung mit einem erhöhten Risiko für Herzprobleme oder Herzerkrankungen verbunden ist. Laut der Studie können gesättigte Fette den LDL- oder Low-Density-Lipoprotein- oder „schlechten" Cholesterinspiegel erhöhen. Das Risiko einer Herzerkrankung kann steigen, wenn der LDL-Cholesterinspiegel im Blut erhöht ist.

Gesättigte Fette sind mit Wasserstoffmolekülen „beladen" und enthalten nur eine Bindung zwischen ihren Bestandteilen.

Zu den Lebensmitteln mit hohem Gehalt an gesättigten Fettsäuren gehören: Milchprodukte und Fleisch wie fettreiche Fleischstücke, Käse, Butter, Eiscreme, Kokosnussöl und Palmöl.

Laut einer Metaanalyse könnten mittelkettige Triglyceride (MCTs) die gesündeste Art gesättigter Fettsäuren sein. Kokosnuss enthält beispielsweise viele MCTs.

Ungesättigtes Fett

Ungesättigte Fette tragen zu einer Senkung des LDL-Cholesterins, einer verminderten Entzündungsreaktion und einer Stärkung der Körperzellmembranen bei. Sie könnten auch das Risiko einer Person, an rheumatoider Arthritis zu erkranken, verringern.

Zwischen den Molekülen ungesättigter Fette bestehen eine oder mehrere Doppel- oder Dreifachbindungen. Bei Raumtemperatur sind diese Fette flüssig und liegen in Form von Ölen vor. Sie kommen auch in fester Nahrung vor.

Diese Gruppe kann weiter in zwei Gruppen unterteilt werden: einfach ungesättigte Fette und mehrfach ungesättigte Fette.

<u>Zu den Nahrungsquellen für ungesättigte Fette gehören:</u>

- Avocados und Avocadoöl
- Olivenöl und Oliven
- Nüsse und Samen wie Mandeln, Erdnüsse, Cashewnüsse und Sesam
- fetter Fisch wie Lachs und Makrele
- Erdnussbutter und Erdnussöl
- Pflanzenöle wie Sonnenblumen-, Mais- oder Rapsöl;

Trotz ihres hohen Fettgehalts wird die mediterrane Ernährung mit einer verbesserten Herzgesundheit in Verbindung gebracht.

Transfette

Diese Fette sind zunächst flüssig, verfestigen sich aber bei der Lebensmittelverarbeitung. Transfette sind in einigen Fleisch- und Milchprodukten in Spuren enthalten, aber auch in verarbeiteten Mahlzeiten.

Lebensmittel wie Kekse, Cracker, Donuts, Margarine, Backfette, verpackte Lebensmittel, Fast Food und frittierte Lebensmittel sind Beispiele für Artikel, die möglicherweise noch Transfette enthalten. Dennoch verschwinden Transfette mittlerweile

Lebensmittelverpackungen, in deren Inhaltsstoffen „teilweise gehärtete Öle" aufgeführt sind, weisen darauf hin, dass das Produkt Transfette enthält.

Ratschläge für eine fettgesunde Ernährung

Hier sind ein paar einfache Strategien, die Menschen dabei helfen, die Fette in ihrer Ernährung auszugleichen:

• Bevorzugen Sie mageres Fleisch statt fetthaltiger Fleischportionen oder fettarme Milch statt Vollmilch.

• Seien Sie vorsichtig beim Verzehr von Mahlzeiten, die als fettarm oder fettfrei beworben werden. Um die Fette in vielen dieser Waren zu ersetzen, werden raffinierte Kohlenhydrate und zugesetzter Zucker verwendet. Diese Zusatzstoffe bieten keinen zusätzlichen Nährwert; Sie können jedoch die Kalorienaufnahme erhöhen.

• Reduzieren Sie den Verzehr verarbeiteter Lebensmittel, da diese möglicherweise viel Salz und Transfette enthalten.

• Verwendung von Back-, Dünst- oder Grilltechniken anstelle des Frittierens von Speisen.

• Umstellung auf gesunde Fette. Gute Quellen für ungesättigte Fette sind Walnüsse, Avocados und Sardinen. Diese könnten die Herzgesundheit verbessern, das Immunsystem stärken und das Gehirnwachstum fördern.

Trotz der Fülle an Studien zu Nahrungsfetten bestehen immer noch unbeantwortete Bedenken hinsichtlich des Zusammenhangs zwischen gesättigten Fetten und gesundheitsschädlichen Auswirkungen wie Herzerkrankungen.

Die meisten Experten sind sich jedoch einig, dass die beste langfristige Strategie für eine gesunde Ernährung darin besteht, ausreichend ungesättigte Fette aus Lebensmitteln wie Avocado, Fisch und Pflanzenölen zu sich zu nehmen und gleichzeitig die Aufnahme gesättigter Fette zu minimieren.

Ernährungsumstellungen können unvorhergesehene Folgen für die Gesundheit haben, insbesondere bei Menschen mit Herzproblemen und Grunderkrankungen.

Die folgenden Makronährstoffanteile sind für die Aufrechterhaltung einer hervorragenden Gesundheit und die Bereitstellung der notwendigen Nährstoffe geeignet:

- ☐ 45–65 % Kohlenhydrate
- ☐ 20–35 % Fett
- ☐ 10–35 % Protein

Die Makrobedürfnisse einer Frau können auch durch ihr Alter, ihre aktuelle Muskelmasse, ihre Fitnessziele und zugrunde liegende medizinische Probleme beeinflusst werden.

MAKRONÄHRSTOFFBASIERTE ERNÄHRUNGEN

Manche Menschen, die über eine Diät oder einen Ernährungsplan nachdenken, können eine Makrodiät ausprobieren, bei der das richtige Gleichgewicht der Makronährstoffe im Vordergrund steht. Einige bekannte Makrodiäten umfassen Folgendes:

A. Keto-Diät

Die kohlenhydratarme, proteinreiche und fettreiche ketogene Diät kann bei bestimmten Personen zur Gewichtsabnahme beitragen. Frauen, die sich ketogen ernähren, reduzieren ihre tägliche Kohlenhydrataufnahme auf weniger als 50 Gramm. Wenn der Körper so wenig zu sich nimmt, beginnt er, aus Fetten viel Energie zu gewinnen. Dies kann die Gewichtsabnahme erleichtern, indem der Körper in einen Zustand der Ketose versetzt wird.

B. Paläo-Diät

Die Paläo-Diät simuliert, wie die Ernährung im Paläolithikum ausgesehen haben könnte. Es hat mit Nahrungsmitteln zu tun, die Menschen vielleicht jagen oder erwerben könnten. Eine Paleo-Diät besteht normalerweise aus geringeren Mengen an Kohlenhydraten und höheren Mengen an Fetten und Proteinen. Allerdings können die Makronährstoffe variieren.

C. Die Weight-Watchers-Diät

Die Weight Watchers-Methode ist ein Diätplan, der die Art und Menge der Lebensmittel, die die Teilnehmer zu sich nehmen dürfen, mithilfe eines Punktesystems begrenzt. Es enthält häufig einen höheren Proteingehalt und fördert eine geringere Aufnahme von Fetten und zuckerreichen Kohlenhydraten.

D. IIFYM-Diät

Die IIFYM-Diät legt den Schwerpunkt auf Makronährstoffe statt auf Kalorien. (IIFYM steht für „wenn es zu Ihren Makros passt"). Im Gegensatz zu anderen Diäten, bei denen möglicherweise bestimmte Lebensmittel eingeschränkt werden, handelt es sich bei der IIFYM-Diät um eine vielseitige Ernährungsstrategie, die sich auf die Überwachung der Makronährstoffe konzentriert, um eine gleichmäßige Gewichtsabnahme zu ermöglichen.

Der Körper benötigt regelmäßig große Mengen an Makronährstoffen, um zu funktionieren. Sie sind notwendige Nährstoffe. Sie bestehen aus Fetten, Kohlenhydraten und Proteinen. Der Körper benötigt alle drei Formen von Makronährstoffen, und eine ausgewogene Ernährung liefert normalerweise ausreichend davon, um diese Funktionen zu erfüllen.

Im Gegensatz zu Mikronährstoffen wie Vitaminen und Mineralstoffen benötigt der Körper Makronährstoffe in größeren Mengen. Die Anzahl der Makronährstoffe, die eine Frau benötigt, kann abhängig von verschiedenen Faktoren variieren, darunter Alter, Fitnessziele und zugrunde liegende medizinische Probleme. Ein Arzt, Ernährungsberater oder Ernährungsberater kann Ratschläge zum Makronährstoffbedarf einer Person geben und mögliche Diäten empfehlen.

KAPITEL 2

MIKRONÄHRSTOFFE: EIN WICHTIGER ASPEKT DER FRAUENGESUNDHEIT

Mikronährstoffe sind winzige Mengen an Vitaminen und Mineralstoffen, die der Körper benötigt. Sie haben jedoch einen entscheidenden Einfluss auf die Funktion des Körpers und ein Mangel an einem von ihnen kann zu schweren, sogar tödlichen Krankheiten führen. Sie erfüllen eine Vielzahl von Aufgaben, beispielsweise erleichtern sie die körpereigene Produktion von Hormonen, Enzymen und anderen Verbindungen, die für typische Wachstums- und Entwicklungsprozesse erforderlich sind.

Da jedes Vitamin und Mineral eine bestimmte Funktion in Ihrem Körper hat, müssen Sie für eine optimale Gesundheit eine angemessene Menge jedes Mikronährstoffs zu sich nehmen.

VITAMINE

Vitamine sind für die Energiebildung, das Immunsystem, die Blutgerinnung und andere Prozesse unerlässlich. Vitamine sind organische Substanzen, die von Tieren und Pflanzen produziert werden und anfällig für Zersetzung durch Luft, Säure und Hitze sind.

VITAMIN A

Vitamin A ist ein essentielles fettlösliches Vitamin und fördert eine gesunde immunologische Funktion, das Sehvermögen, die reproduktive Gesundheit und das Wachstum von Embryonen. Ihr Körper benötigt Vitamin A für mehrere Funktionen. Es kommt natürlicherweise in der Nahrung vor und kann auch als Nahrungsergänzungsmittel eingenommen werden.

Obwohl Vitamin A als einzelner Nährstoff betrachtet wird, ist es eine Klasse fettlöslicher Substanzen, zu der Retinol, Retinal und Retinylester gehören.

Es gibt zwei Arten von Vitamin A in Lebensmitteln: Provitamin A-Carotinoide und Vitamin A

Provitamin-A-Carotinoide kommen in großen Mengen in pflanzlichen Lebensmitteln wie Obst, Gemüse und Ölen vor, während vorgeformtes Vitamin A oder Retinol und Retinylester nur in tierischen Produkten wie Milchprodukten, Leber und Meeresfrüchten vorkommen.

Um sie nutzen zu können, muss Ihr Körper diese beiden Formen von Vitamin A in ihre aktiven Formen Retinal und Retinsäure umwandeln. Da Vitamin A fettlöslich ist, bleibt es für eine mögliche Verwendung im Körpergewebe erhalten.

Funktionen von Vitamin A

Für Ihre Gesundheit ist Vitamin A lebenswichtig. Es fördert die Zellproliferation, das Immunsystem, die pränatale Entwicklung und das Sehvermögen.

Der Beitrag von Vitamin A zur Gesundheit der Augen und zum Sehvermögen ist wohl eine der bekanntesten Wirkungen von Vitamin A.

Darüber hinaus gehören Haut, Darm, Lunge, Blase und Innenohrgewebe zu den Oberflächengeweben, die Vitamin A unterstützt und konserviert.

Es stärkt die Immunfunktion, indem es die Entwicklung und Migration von T-Zellen fördert, einer Untergruppe weißer Blutkörperchen, die den Körper gegen Krankheitserreger verteidigen.

Darüber hinaus fördert Vitamin A die Gesundheit des weiblichen Fortpflanzungssystems, der Hautzellen und das Wachstum des Fötus.

Gesundheitliche Vorteile von Vitamin A

Ein essentieller Nährstoff mit zahlreichen gesundheitlichen Vorteilen ist Vitamin A.

- **Starkes Antioxidans**

Zu den Vorläufern von Vitamin A mit antioxidativen Eigenschaften gehören Provitamin-A-Carotinoide, zu denen Beta-, Alpha- und Beta-Cryptoxanthin gehören. Ihr Körper wird durch Carotinoide vor freien Radikalen geschützt. Verschiedene Krankheiten wie Diabetes, Lungenkrebs und Herzerkrankungen werden mit einer Ernährung mit hohem Carotinoide-Gehalt in Verbindung gebracht.

● **Unentbehrlich für die Erhaltung der Augengesundheit und die Vermeidung von Makuladegeneration**

Wie bereits erwähnt, ist Vitamin A für gesunde Augen und Sehkraft von entscheidender Bedeutung. Die altersbedingte Makuladegeneration (AMD) ist eine Augenerkrankung, die durch eine Vitamin-A-reiche Ernährung verhindert werden kann.

● **Könnte Schutz vor bestimmten Krebsarten bieten**

Carotinoidreiches Obst und Gemüse kann aufgrund seiner antioxidativen Eigenschaften einen gewissen Schutz vor Krebs bieten.

● **Unentbehrlich für das Wachstum von Föten und die Fruchtbarkeit**

Aufgrund seiner Funktion bei der Entwicklung von Eiern ist Vitamin A für die weibliche Fortpflanzung notwendig. Es ist auch wichtig für das Wachstum, die Entwicklung und den Erhalt des Gewebes des Fötus sowie für die Gesundheit der Plazenta. Folglich spielt Vitamin A eine entscheidende Rolle für die Entwicklung des Fötus sowie für die Gesundheit derjenigen, die versuchen, schwanger zu werden.

● **Stärkt das Immunsystem**

Vitamin A beeinflusst die Immunfunktion, indem es Abwehrmechanismen in Gang setzt, die den Körper vor Krankheitserregern und Krankheiten schützen. Bestimmte Zellen wie B-Zellen und T-Zellen, die für immunologische Reaktionen zur Vorbeugung von Krankheiten unerlässlich sind, werden durch Vitamin A ermöglicht. Die Empfindlichkeit und Leistung des Immunsystems wird beeinträchtigt, wenn dieses Vitamin fehlt, da es die Menge an entzündungsfördernden Chemikalien erhöht .

Mangel an Vitamin A

Vitamin-A-Mangel ist in unterentwickelten Ländern weit verbreitet, wo die Menschen möglicherweise nicht so viel Zugang zu Nahrungsquellen für vorgeformte Vitamin-A- und Provitamin-A-Carotinoide haben wie in wohlhabenden Ländern wie den Vereinigten Staaten.

Die Weltgesundheitsorganisation bestätigt, dass die häufigste vermeidbare Ursache für Blindheit bei Kindern weltweit ein Vitamin-A-Mangel ist.

Darüber hinaus haben Durchfall und Masern bei einem Vitamin-A-Mangel einen höheren Schweregrad und eine höhere Sterblichkeitsrate.

Darüber hinaus haben Studien gezeigt, dass ein Vitamin-A-Mangel dem sich entwickelnden Fötus schadet, indem er dessen Wachstum und Entwicklung verringert und das Risiko für Anämie und Tod bei werdenden Müttern erhöht.

Ein Vitamin-A-Mangel kann leichte gefährliche Symptome wie Akne und Hyperkeratose auf der Haut verursachen.

Vitamin-A-Quellen

Provitamin A und vorgeformte Vitamin-A-Carotinoide sind in der Nahrung leicht zugänglich.

Im Vergleich zu pflanzlichen Quellen für Provitamin-A-Carotinoide kann Ihr Körper vorgeformtes Vitamin A müheloser aufnehmen und verwerten.

Einige der Lebensmittel mit dem höchsten Gehalt an vorgeformtem Vitamin A sind:

1. Eigelb

2. Rinderleber

3. Leberwurst

4. Butter

5. Lebertran

6. Hühnerleber

7. Lachs

8. Cheddar-Käse

9. Leberwurst

10. Königsmakrele

11. Forelle

12. Zu den Lebensmitteln, die reich an Beta-Carotin und anderen Provitamin-A-Carotinoiden sind, gehören:

13. Süßkartoffeln

14. Kürbis

15. Möhren

16. Andere

17. Spinat

18. Löwenzahngrün

19. Grünkohl

20. Winterkürbis

21. Kantalupe

22. Papaya

23. rote Paprika

Fettlösliches Vitamin A ist für gesunde Augen, Immunität, Fortpflanzung und das Wachstum des Fötus unerlässlich.

Übermäßiger oder unzureichender Verzehr kann schwerwiegende negative Auswirkungen haben. Daher ist es wichtig, die tägliche Obergrenze von 3.000 µg sowie die empfohlene Tagesdosis für Erwachsene einzuhalten und zu unterschreiten.

Ihr Körper kann durch eine gesunde, ausgewogene Ernährung eine sichere Menge dieses wichtigen Nährstoffs erhalten.

VITAMIN C

Vitamin C ist ein lebenswichtiges Vitamin, das sich positiv auf die Gesundheit von Frauen auswirkt. Zu den Vorteilen von Vitamin C gehört die Unterstützung des Aufbaus und der Erhaltung von Blutgefäßen, Haut, Knorpel und Knochen. Darüber hinaus stärkt es als Antioxidans das Immunsystem. Die besten Lebensmittel für Vitamin C sind Obst und Gemüse. Vitamin C ist auch unter den Namen L-Ascorbinsäure, Ascorbinsäure und L-Ascorbat bekannt.

Da Vitamin C wasserlöslich ist, kann der Körper es nicht speichern. Menschen müssen täglich Lebensmittel mit hohem Vitamin-C-Gehalt zu sich nehmen, um die optimale Menge des Vitamins aufrechtzuerhalten.

Vitamin C ist für den Körper notwendig, um verschiedene Aufgaben zu erfüllen. Hier sind einige davon:

1. Kann Ihr Risiko verringern, eine chronische Krankheit zu entwickeln.

Starke Antioxidantien wie Vitamin C können die Abwehrkräfte Ihres Körpers auf natürliche Weise stärken. Moleküle, sogenannte Antioxidantien, stärken das Immunsystem. Dies erreichen sie, indem sie die Zellen vor gefährlichen Substanzen, den sogenannten freien Radikalen, schützen. Studien zufolge kann eine Erhöhung der Vitamin-C-Zufuhr den Antioxidantienspiegel im Blut um bis zu 30 % erhöhen. Dies unterstützt die körpereigenen Abwehrmechanismen im Kampf gegen Entzündungen.

2. Kann bei der Kontrolle von Bluthochdruck helfen.

In den Vereinigten Staaten leidet etwa ein Drittel der erwachsenen Patienten an Bluthochdruck. Die weltweit häufigste Todesursache, Herzerkrankungen, wird durch Bluthochdruck wahrscheinlicher. Untersuchungen zufolge kann Vitamin C den Blutdruck sowohl bei Personen mit hohem als auch bei niedrigem Blutdruck senken.

Vitamin-C-Präparate senkten den Blutdruck bei Personen mit hohem Blutdruck um durchschnittlich 1,7 mmHg im diastolischen und 4,9 mmHg im systolischen Bereich. Obwohl diese Ergebnisse ermutigend sind, ist unklar, ob es langfristige Auswirkungen auf den Blutdruck geben wird. Darüber hinaus sollte Vitamin C nicht das einzige Medikament zur Behandlung von Bluthochdruck sein.

3. Kann das Risiko einer Herzerkrankung verringern

Weltweit sind Herzerkrankungen die häufigste Todesursache. Herzerkrankungen werden durch mehrere Variablen verursacht, wie z. B. niedrige Werte von HDL-Cholesterin (gutes Cholesterin), übermäßige Triglyceride oder LDL-Cholesterin (schlechtes Cholesterin) und hoher Blutdruck.

Durch die Senkung dieser Risikofaktoren kann Vitamin C dazu beitragen, das Risiko einer Herzerkrankung zu senken. Das Risiko einer Herzerkrankung kann durch die Einnahme oder Einnahme von 500 mg oder mehr Vitamin C pro Tag verringert werden.

4. Kann den Harnsäurespiegel im Blut senken und vor Gichtanfällen schützen

Etwa 4 % der erwachsenen Amerikaner leiden an Gicht, einer Form von Arthritis. Dabei kommt es zu einer Entzündung der Gelenke, insbesondere der großen Zehen, und ist unerträglich schmerzhaft. Gichtpatienten leiden unter Schwellungen und plötzlichen, intensiven Schmerzschüben.

Wenn das Blut zu viel Harnsäure enthält, treten Gichtsymptome auf. Ein Abfallprodukt, das der Körper produziert, ist Harnsäure. In hohen Konzentrationen kann es in den Gelenken ausfallen und sich dort ansammeln.

Es ist interessant festzustellen, dass mehrere Studien darauf hindeuten, dass Vitamin C dazu beitragen kann, den Harnsäurespiegel im Blut zu senken und somit vor Gichtanfällen zu schützen.

5. Hilft bei der Vorbeugung von Eisenmangel

Eisen ist ein lebenswichtiger Mineralstoff, den der Körper für viele verschiedene Zwecke nutzt. Der Körper muss rote Blutkörperchen produzieren und überall Sauerstoff transportieren. Eine Ergänzung mit Vitamin C kann die Fähigkeit des Körpers verbessern, Eisen aus der Nahrung aufzunehmen. Eisen aus pflanzlichen Quellen beispielsweise wird schlecht aufgenommen; Vitamin C hilft dabei, es in eine leichter absorbierbare Form umzuwandeln. Wer sich pflanzlich ernährt, wird dies besonders hilfreich finden, da Fleisch eine wichtige Eisenquelle ist.

Bereits 100 mg Vitamin C können die Eisenaufnahme um 67 % steigern. Daher kann Vitamin C bei Personen, die anfällig für Eisenmangel sind, dazu beitragen, das Auftreten einer Anämie zu senken.

Wenn Sie unter Eisenmangel leiden, kann die Einnahme eines Vitamin-C-Ergänzungsmittels oder der Verzehr weiterer Lebensmittel mit hohem Vitamin-C-Gehalt dazu beitragen, den Eisenspiegel im Blut zu erhöhen.

6. Erhöht die Infektionsresistenz

Da Vitamin C in vielen Bereichen des Immunsystems eine Rolle spielt, ist die Stärkung der Immunität einer der Hauptgründe für die Einnahme von Vitaminpräparaten. Erstens unterstützt Vitamin C die Entwicklung von Lymphozyten und Phagozyten, zwei Arten weißer Blutkörperchen, die den Körper bei der Abwehr von Infektionen unterstützen.

Zweitens schützt Vitamin C diese weißen Blutkörperchen vor potenziell gefährlichen Substanzen wie freien Radikalen und verbessert ihre Fähigkeit, ihre beabsichtigten Funktionen zu erfüllen.

Drittens hängt der Abwehrmechanismus der Haut stark von Vitamin C ab. Es wird aktiv an die Haut abgegeben, wo es die Abwehrkräfte der Haut stärken und als Antioxidans wirken kann. Untersuchungen haben auch gezeigt, dass eine Vitamin-C-Supplementierung die Wundheilung beschleunigen kann. Ein niedriger Vitamin-C-Spiegel wird auch mit gesundheitsschädlichen Auswirkungen in Verbindung gebracht.

7. Bewahrt die geistige Klarheit und das Gedächtnis, wenn Sie älter werden

Der Begriff „Demenz" wird allgemein verwendet, um Denk- und Gedächtnisprobleme zu charakterisieren. Weltweit sind über 35 Millionen Menschen betroffen, und in der Regel sind es ältere Menschen, die davon betroffen sind. Untersuchungen deuten darauf hin, dass Entzündungen und oxidativer Stress in der Umgebung des zentralen Nervensystems – zu dem Gehirn, Wirbelsäule und Nerven gehören – das Demenzrisiko erhöhen können.

Ein starkes Antioxidans ist Vitamin C. Eine verminderte Wahrnehmung und ein vermindertes Gedächtnis werden mit einem niedrigen Spiegel dieses Vitamins in Verbindung gebracht.

Darüber hinaus haben Studien gezeigt, dass der Verzehr einer hochwertigen Ernährung oder eines Nahrungsergänzungsmittels mit Vitamin C dazu beiträgt, das Gedächtnis und die Denkfähigkeit im Alter zu erhalten.

VITAMIN-C-QUELLEN

Frisches Obst und Gemüse sind ausreichende Vitamin-C-Quellen. Der Verzehr von rohem Gemüse und Obst ist besser, da Hitze und Kochen in Wasser einen Teil der Vitamin-C-Substanz in diesen Lebensmitteln abbauen können.

Zu den Lebensmitteln mit hohem Vitamin-C-Gehalt gehören:

- ☐ Rote und grüne Paprika
- ☐ Orangen und Orangensaft
- ☐ Grapefruit
- ☐ Kiwi
- ☐ Erdbeeren

- ☐   Spinat und anderes grünes Blattgemüse
- ☐   Tomaten
- ☐   Kartoffeln
- ☐   Grüne Erbsen

Erhöht Rauchen den Bedarf an Vitamin C?

Oxidativer Stress kann durch Rauchen und andere Umweltschadstoffe hervorgerufen werden. Vitamin C ist ein Antioxidans, das zur Reduzierung von oxidativem Stress beitragen kann.

Im Vergleich zu Nichtrauchern haben Raucher typischerweise einen niedrigeren Vitamin-C-Spiegel. Dafür könnte oxidativer Stress eine größere Ursache haben.

Darüber hinaus schädigt und entzündet Rauchen die Schleimhäute von Lunge, Rachen und Mund.

Die National Institutes of Health (NIH) raten Rauchern, zusätzlich 35 mg Vitamin C pro Tag einzunehmen, da es für die Erhaltung gesunder Schleimhäute und die Reduzierung von Entzündungen unerlässlich ist.

Was ist die Grenze der Selbstbeteiligung?

Wenn eine Person mehr als 1.000 mg täglich trinkt, wird sie nicht die gesamte Menge an Vitamin C aufnehmen, die sie zu sich nimmt, aber wenn man zu viel davon einnimmt, ist es unwahrscheinlich, dass sie zu ernsthaften Problemen führt. Dies kann zu Magen-Darm-Beschwerden und Durchfall führen. Es ist unwahrscheinlich, dass Einzelpersonen übermäßige Mengen reduzieren, da ihr Körper diese nicht speichern kann.

Nierensteine könnten jedoch durch eine hohe Nahrungsergänzungszufuhr entstehen

Obwohl nicht genügend Daten vorliegen, um dies zu belegen, kann dies auch das Risiko einer Frau für Herz-Kreislauf-Probleme nach der Menopause erhöhen. Personen mit hereditärer Hämochromatose, einem Eisenabsorptionsproblem, sollten vor der Einnahme von Vitamin-C-Ergänzungsmitteln ihren Arzt konsultieren. Ein erhöhter Vitamin-C-Spiegel kann zu Gewebeschäden führen.

Antioxidatives und vielseitiges Vitamin C ist ein notwendiger Nährstoff. Es fördert beispielsweise die Wundheilung, senkt oxidativen Stress und erhöht die Kollagenproduktion.

Frisches Obst und Gemüse enthält eine erhebliche Menge an Vitamin C. Manche Menschen verwenden Nahrungsergänzungsmittel, es ist jedoch am besten, einen Arzt aufzusuchen, um sicherzustellen, dass die Anwendung sicher ist.

VITAMIN-D

Ihr Körper benötigt Vitamin D, um starke Knochen aufzubauen und zu erhalten. Dies liegt daran, dass Ihr Körper Vitamin D benötigt, um Kalzium aufzunehmen, das den Hauptbaustein der Knochen darstellt.

Auch zahlreiche andere biologische Systeme in Ihrem Körper werden durch Vitamin D reguliert. Seine entzündungshemmenden, neuroprotektiven und antioxidativen Eigenschaften verbessern die Gesundheit des Immunsystems, der Muskeln und der Gehirnzellen.

Um starke Knochen und Zähne zu erhalten, ist Vitamin D erforderlich. Darüber hinaus reguliert es neben vielen anderen lebenswichtigen Funktionen im Körper auch immunologische Reaktionen und Entzündungen. Trotz seines Namens ist Vitamin D ein Hormon oder Prohormon und kein Vitamin.

Obwohl viele Lebensmittel von Natur aus kein Vitamin D enthalten, können Sie es aus angereicherter Milch, Getreide und fettem Fisch wie Sardinen, Lachs und Makrele erhalten. Darüber hinaus produziert Ihr Körper Vitamin D (Calciferol), wenn Sonneneinstrahlung ein Molekül in Ihrer Haut von einer passiven in eine aktive Form umwandelt

Zahlreiche Variablen wie Tageszeit, Jahreszeit, Breitengrad und Hautpigmentierung beeinflussen, wie viel Vitamin D Ihre Haut produziert. Abhängig von Ihrem Lebensstil und Ihrem Wohnort kann die Produktion von Vitamin D im Winter entweder ganz aufhören oder nachlassen. Sonnenschutzmittel können die Produktion von Vitamin D reduzieren, obwohl es für die Vorbeugung von Hautkrebs von entscheidender Bedeutung ist.

Viele ältere Frauen haben Probleme mit der Aufnahme von Vitamin D, weil sie nicht ausreichend Sonnenlicht abbekommen. Eine schnelle Blutuntersuchung kann die Menge an Vitamin D in Ihrem Blut bestimmen, wenn Ihr Arzt das Gefühl hat, dass Sie nicht genug davon bekommen.

Die Rolle von Vitamin D im Körper

Viele biologische Prozesse sind auf Vitamin D angewiesen.

- Starke Knochen

Für eine gute Knochenmineralisierung fördert Vitamin D die Kalziumaufnahme im Darm und trägt zur Aufrechterhaltung eines angemessenen Kalzium- und Phosphorspiegels im Blut bei. Ältere Frauen mit Vitamin-D-Mangel leiden unter Osteomalazie oder Knochenerweichung. Muskelschwäche und niedrige Knochendichte sind die Folgen einer Osteomalazie.

Osteoporose ist ein weiteres Symptom eines chronischen Vitamin-D-Mangels.

- Betrieb des Immunsystems

Eine ausreichende Zufuhr von Vitamin D kann dazu beitragen, ein gesundes Immunsystem aufrechtzuerhalten und das Risiko für die Entwicklung von Autoimmunerkrankungen zu verringern.

Untersuchungen zufolge ist Vitamin D für die Leistungsfähigkeit des Immunsystems von entscheidender Bedeutung. Weitere Untersuchungen sind erforderlich, um den möglichen Zusammenhang zwischen einem langfristigen Vitamin-D-Mangel und der Entstehung von Autoimmunerkrankungen, einschließlich Diabetes, Asthma und rheumatoider Arthritis, zu klären.

- Kontrolle der Aufnahme von Phosphor und Kalzium

- Senkung des Risikos, an Krankheiten wie Multipler Sklerose und Herzerkrankungen zu erkranken

- Bekämpfung von Depressionen

- Hilft beim Abnehmen

- Beeinflussen Sie Schlafmuster und reduzieren Sie Schlaflosigkeit

Mangel an Vitamin D

Obwohl Vitamin D vom Körper selbst produziert werden kann, sind manche Menschen anfälliger für ein Defizit als andere. Einige Dinge, die dies beeinflussen könnten, sind:

- **Hautfarbe:** Die Fähigkeit des Körpers, ultraviolette B-Strahlung (UVB) der Sonne zu absorbieren, wird durch die Pigmentierung der Haut verringert. Die Aufnahme von Sonnenlicht ist für die Haut notwendig, um Vitamin D zu synthetisieren.

- **Mangelnde Sonneneinstrahlung:** Menschen, die in nördlichen Breitengraden oder an stark verschmutzten Orten leben, sind nicht ausreichend der Sonne ausgesetzt.

Wenn es um die Zufuhr von Vitamin D geht, sollten diejenigen, die ans Haus gebunden sind oder Nachtschichten arbeiten, versuchen, es über die Nahrung aufzunehmen.

- **Stillen:** Die American Academy of Pediatrics empfiehlt, gestillten Säuglingen täglich 400 internationale Einheiten (IE) orales Vitamin D zu verabreichen.

- **Ältere Frauen:** Mit zunehmendem Alter lässt die Fähigkeit unserer Haut, Vitamin D zu produzieren, nach. Darüber hinaus könnten ältere Frauen mehr Zeit drinnen verbringen.

- **Menschen mit Krankheiten, die die Fettaufnahme reduzieren:** Da Vitamin D fettlöslich ist, müssen Nahrungsfette vom Darm aufgenommen werden, damit es aufgenommen werden kann. Die Aufnahme von Vitamin D aus der Nahrung kann durch Erkrankungen, die die Fettaufnahme einschränken, verringert werden.

- **Übergewichtige Personen:** Erhöhtes Körperfett kann die Fähigkeit des Körpers zur Aufnahme von Vitamin D durch Hautkontakt einschränken.

- **Gastrektomie-Patienten:** Bei dieser Art der Operation wird der obere Darm ausgespart, der eine wichtige Quelle für die Vitamin-D-Absorption darstellt. Diese Umgehung kann zu einem Defizit führen.

Vitamin-D-Quellen

Sonnenlicht ist oft die Hauptquelle für Vitamin D für den Menschen. Aber viele andere, darunter auch diejenigen, die anfällig für Vitamin-D-Mangel sind, können allein durch Sonneneinstrahlung nicht genügend Vitamin D produzieren. Eine Nahrungsergänzung mit Vitamin D ist für jeden von Vorteil, insbesondere in den Wintermonaten, wenn die Sonneneinstrahlung weniger intensiv ist.

Die unten aufgeführten Lebensmittel enthalten Vitamin D:

- Fetter Fisch, einschließlich Thunfisch, Makrele und Lachs: Der Vitamin-D-Gehalt in Nahrungsquellen ist in fettem Fisch und aus Fisch gewonnenen Ölen am höchsten. Auch Schwertfisch, Hering und Lebertran sind gute Quellen.

- Eigelb: Wenn die Hühner frei herumlaufen dürfen, kann das Eigelb auch erhebliche Mengen an Vitamin D enthalten.

• Käse

• Pilze: Bestimmte Pilze könnten eine Wahl sein, wenn eine Frau keine Meeresfrüchte mag oder Vegetarierin oder Veganerin ist. Es gibt Pilzsorten, die sehr viel Vitamin D enthalten, z. B. getrocknete Shiitake-Pilze und rohe Maitake-Pilze.

• Angereicherte Milch: Vielen im Handel erhältlichen Lebensmitteln wird von den Herstellern Vitamin D zugesetzt. Diese Lebensmittel sollen mit zusätzlichen Nährstoffen oder Vitamin D angereichert sein.

• Angereicherte Cerealien und angereicherte Säfte

• Rinderleber

Wenn Sie Ihren Körper der Sonne aussetzen, kann Ihr Körper Vitamin D bilden. Vitamin D ist auch in vielen Nahrungsmitteln und Nahrungsergänzungsmitteln enthalten. Das Vitamin ist wichtig für gesunde Zähne, Knochen und die Leistung des Immunsystems.

Sowohl die Kalziummangelkrankheit als auch der Hyperparathyreoidismus sind hormonelle Ungleichgewichte, die den Kalziumspiegel im Blut erhöhen und durch einen Vitamin-D-Mangel verursacht werden können.

Es ist wichtig, ausreichend Vitamin D zu sich zu nehmen, um Ihre Knochen gesund zu halten. Der einfachste Weg, um sicherzustellen, dass Arme, Gesicht und Beine ausreichend Sonnenlicht ausgesetzt sind, besteht darin, regelmäßig Zeit im Freien zu verbringen.

Abhängig von ihren Ernährungsvorlieben kann es für Frauen schwierig sein, ausreichend Vitamin D zu sich zu nehmen. Vitamin-D-Tabletten könnten in dieser Situation eine kluge Entscheidung sein.

Wenn die oben genannte Idee nicht möglich ist, sollten Sie darüber nachdenken, Pilze, fetten Lachs und Eigelb von Freilandhühnern zu essen.

Vitamin-D-Empfehlung

FRAUEN	EMPFOHLENE TÄGLICHE EINNAHME
Kinder 0-12 Monate	400 IE (10 µg)
Mädchen 1-18 Jahre	600 IE (15 µg)
Frauen 19-70 Jahre	600 IE (15 µg)
Frauen 70 und älter	800 IE (20 µg)
Schwangere/stillende Frauen	600 IE (15 µg)

VITAMIN E

Vitamin E ist ein wesentlicher Bestandteil mit mehreren gesundheitlichen Vorteilen für Frauen. Vitamin E wird von Ihrem Körper für verschiedene Funktionen verwendet, beispielsweise zur Unterstützung des Immunsystems und zum Schutz vor oxidativem Stress. Einige Lebensmittel und Nahrungsergänzungsmittel enthalten Vitamin E.

Obwohl Vitamin E eine Ansammlung von acht fettlöslichen Molekülen mit starken antioxidativen Eigenschaften ist, wird es häufig als eine einzige Substanz betrachtet. Alpha-Tocopherol erfüllt als beste dieser acht chemischen Arten die Bedürfnisse der menschlichen Ernährung.

Verschiedene Lebensmittel wie Samen, Nüsse, einige Gemüsesorten und einige angereicherte Lebensmittel enthalten von Natur aus Vitamin E. Es kann auch als Nahrungsergänzungsmittel eingenommen werden. Es hat zahlreiche Funktionen im weiblichen Körper. Es ist vor allem für seine antioxidativen Eigenschaften bekannt, die Ihre Zellen vor Schäden durch Oxidation schützen, indem sie gefährliche Chemikalien, sogenannte freie Radikale, abfangen. Darüber hinaus ist es für eine gesunde zelluläre Signalübertragung und immunologische Reaktion von entscheidender Bedeutung.

Vorteile von Vitamin E

A. Kann die antioxidative Abwehr stärken und Marker für oxidativen Stress senken

Wenn der antioxidative Schutz Ihres Körpers aus dem Gleichgewicht gerät und sich reaktive Sauerstoffspezies (ROS) ansammeln und im Übermaß produziert werden, kann dies zu oxidativem Stress führen. Dies kann zu einer Schädigung der Zellen und einem höheren Krankheitsrisiko führen.

Studien haben gezeigt, dass die Ergänzung mit erheblichen Mengen an Vitamin E aufgrund seiner starken antioxidativen Wirkung im Körper die Marker für oxidativen Stress senken und die antioxidative Abwehr in bestimmten Bevölkerungsgruppen stärken kann.

B. Hilft, Risikofaktoren für Herzerkrankungen zu reduzieren

Das Risiko einer Herzerkrankung kann durch übermäßigen Blutdruck und Blutfettwerte, einschließlich Triglyceride und LDL-Cholesterin (schlechtes Cholesterin), erhöht sein.

Eine Umfrage zeigt, dass Vitamin-E-Ergänzungen bei bestimmten Personen dazu beitragen können, Risikofaktoren für Herzerkrankungen, einschließlich dieser, zu senken.

C. Möglicherweise vorteilhaft für Frauen mit nichtalkoholischer Fettlebererkrankung (NAFLD)

NAFLD umfasst mehrere Erkrankungen, die bei Personen mit minimalem oder keinem Alkoholkonsum zu einer Fettansammlung in der Leber führen.

Studien zeigen, dass Vitamin-E-Nahrungsergänzungsmittel Personen mit nichtalkoholischer Fettlebererkrankung (NAFLD) in einigen Bereichen ihrer Gesundheit helfen können. Eine Überprüfung ergab, dass eine Vitamin-E-Supplementierung die Blutfettwerte senkte, die Lebergesundheit bei Personen mit nichtalkoholischer Fettlebererkrankung (NAFLD) verbesserte und die Werte der Leberenzyme Aspartataminotransferase (AST) und Alaninaminotransferase (ALT) senkte.

Niedrigere AST- und ALT-Werte sind von Vorteil, da hohe Werte bei NAFLD-Patienten auf eine Leberentzündung und -schädigung hinweisen können.

D. Könnte bei der Behandlung von Dysmenorrhoe helfen

Typisch für Dysmenorrhoe sind starke und wiederkehrende Becken- und Menstruationsbeschwerden. Eine Studie legt nahe, dass eine Vitamin-E-Supplementierung Frauen mit dieser Krankheit helfen kann, leichte Schmerzen zu verspüren.

Eine Studie ergab, dass die Gabe einer täglichen Dosis der Vitamine C und E über einen Zeitraum von acht Wochen bei von

Endometriose betroffenen Frauen dazu beitrug, die Intensität ihrer Dysmenorrhoe und Beckenbeschwerden zu verringern.

e. Könnte den Zustand der Haut verbessern.

Eine Ergänzung mit Vitamin E kann für Menschen, die an Ekzemen oder anderen Hauterkrankungen leiden, von Vorteil sein. Um diesen möglichen Vorteil vollständig zu verstehen, sind weitere Untersuchungen erforderlich, da es in diesem Bereich derzeit an Informationen mangelt.

F. Könnte das geistige Wohlbefinden verbessern.

Die Einnahme von Nahrungsergänzungsmitteln und die Sicherstellung eines angemessenen Vitamin-E-Spiegels können dazu beitragen, eine Verschlechterung der kognitiven Fähigkeiten zu verhindern. Es ist jedoch immer noch nicht bekannt, ob die Einnahme von Nahrungsergänzungsmitteln denjenigen hilft, die an kognitiven Störungen wie der Alzheimer-Krankheit leiden.

G. Kann erwachsenen Frauen helfen.

Da Vitamin E zahlreiche gesundheitliche Vorteile hat, darunter die Linderung von Entzündungen und die Stärkung der Immunität, kann die Einnahme von Vitamin-E-Ergänzungsmitteln für Personen mit höherem Bedarf oder unzureichender Nahrungsaufnahme (z. B. einige ältere Frauen) von Vorteil sein.

H. Kann die Lungenkapazität erhöhen.

Studien haben gezeigt, dass eine Vitamin-E-Supplementierung sowohl erwachsenen Frauen als auch Kindern bei ihren Asthmasymptomen und ihrer Lungenfunktion helfen kann.

Quellen für Vitamin E

Vitamin E wird häufig als Hautschutzmittel eingesetzt und lindert Entzündungen, Alterserscheinungen und UV-Schäden. Außerdem hält es die Haut mit Feuchtigkeit versorgt, was Frauen dabei hilft, das Erscheinungsbild von Narben zu mildern.

Darüber hinaus senkt Vitamin E oxidativen Stress, bildet eine Schutzbarriere und bindet Feuchtigkeit, um eine gesunde Kopfhaut und gepflegtes Haar zu unterstützen.

Neben seinen Vorteilen für die Dermatologie ist Vitamin E auch für die Kontrolle der Muskelkontraktion, einschließlich der Gebärmutter, und für die Synthese von Prostaglandinen, Lipiden, die Schmerzen und Entzündungen beeinflussen, unerlässlich. Nach intensivem Training oder körperlichem Training lindert es Muskelermüdung, steigert das Energieniveau und verbessert die körperliche Ausdauer.

Mehrere natürliche Nahrungsquellen können Ihnen helfen, Ihren täglichen Bedarf an Vitamin E zu decken. Die folgenden Nahrungsquellen enthalten viel Vitamin E:

- **Grünblättrige Gemüse:** Paprika, grüne Bohnen, Brokkoli, Tomaten, Rüben, Oliven und Avocados

• **Früchte:** Kiwis, Preiselbeeren, Himbeeren und Mangos

• **Nüsse:** Haselnüsse, Erdnüsse, Mandeln, Haselnüsse und Paranüsse

• **Mit Vitamin E angereicherte Lebensmittel:** Aufstriche, Müsli, Fruchtsäfte und Margarine.

• **Pflanzenöle:** Sojaöl, Distelöl, Maisöl, Weizenkeimöl und Sonnenblumenöle.

• **Tierische Quellen:** Sardinen, Thunfisch und Heringe

Vitamin E ist für die Aufrechterhaltung der allgemeinen Gesundheit unerlässlich, da es Störungen wie NAFLD und Dysmenorrhoe behandeln kann und an der Senkung von Risikofaktoren für Herzerkrankungen und oxidativem Stress beteiligt ist. Seine Bedeutung für die Gesundheit von Frauen wird außerdem durch seine möglichen Vorteile für die Lungenfunktion, ältere Menschen, die Hautgesundheit und die kognitive Gesundheit unterstrichen.

Eine ausreichende Versorgung mit Vitamin E, sei es über Nahrungsergänzungsmittel oder eine ausgewogene Ernährung, kann es Frauen ermöglichen, Verantwortung für ihre Gesundheit zu übernehmen und ihre Lebensqualität zu verbessern.

FRAUEN	TÄGLICHE EMPFEHLUNG
0-6 Monate	4 mg
7-12 Monate	5 mg
1-3 Jahre	6 mg
4-8 Jahre	7 mg
9-13 Jahre	11 mg
14 und darüber hinaus	15 mg

VITAMIN K

Der Begriff „Vitamin K" beschreibt eine Klasse von Vitaminen, die am Knochenstoffwechsel, der Blutgerinnung und der Blutkalziumregulierung beteiligt sind. Zu den Vorteilen von Vitamin K gehört die Stärkung der Herz-, Knochen- und kognitiven Gesundheit.

Vitamin K ist ein essentielles Vitamin, das der Körper für den Knochenaufbau, die Blutgerinnung und andere wichtige Funktionen benötigt. Brokkoli, Rosenkohl und grünes Blattgemüse enthalten es alle. Vitamin K leitet sich vom deutschen Wort „Koagulationsvitamin" ab.

Um die blutverdünnende Wirkung von Warfarin aufzuheben oder Blutgerinnungsprobleme zu behandeln, wird häufig Vitamin K eingesetzt. Zahlreiche weitere Krankheiten werden damit behandelt, darunter Diabetes, Brustkrebs, Osteoporose und sportliche Leistungsfähigkeit. Den meisten dieser anderen Anwendungen fehlt jedoch eine solide wissenschaftliche Grundlage.

Phyllochinon oder Vitamin K1 ist eine Substanz, die in Pflanzen vorkommt. Vitamin K2 ist die Speicherform, die bei der Aufnahme durch Bakterien im Dickdarm entsteht. Nach der Aufnahme im Dünndarm bleibt es im Fettgewebe und in der Leber erhalten.

Prothrombin, ein Gerinnungsmittel, das für die Blutgerinnung und den Knochenstoffwechsel notwendig ist, kann der Körper ohne Vitamin K nicht produzieren.

Die Mehrheit der Amerikaner hat keinen Vitamin-K-Mangel. Am wahrscheinlichsten sind Neugeborene und Menschen mit Resorptionsstörungen (z. B. Menschen mit Colitis ulcerosa, Mukoviszidose, Kurzdarmsyndrom oder Zöliakie) betroffen.

DIE VORTEILE VON VITAMIN K

Es gibt verschiedene Möglichkeiten, wie Vitamin K dem Körper hilft.

- **Knochengesundheit:** Es scheint, dass Osteoporose und eine schlechte Vitamin-K-Zufuhr zusammenhängen. Laut mehreren Studien erhöht Vitamin K die Knochendichte, senkt das Risiko von

Knochenbrüchen und unterstützt den Erhalt starker Knochen. Die Forschung hat dies jedoch nicht belegt.

• **Geistiges Wohlbefinden:** Ein verbessertes episodisches Gedächtnis bei älteren Menschen wurde mit erhöhten Vitamin-K-Blutspiegeln in Verbindung gebracht. In einer Studie war die Genauigkeit des verbalen episodischen Gedächtnisses bei gesunden über 70-Jährigen mit den höchsten Vitamin-K1-Blutspiegeln am stärksten.

• **Herzgesundheit:** Durch das Stoppen der Mineralisierung bzw. der Ansammlung von Mineralien in den Arterien kann Vitamin K zur Aufrechterhaltung eines niedrigeren Blutdrucks beitragen. Dadurch kann das Herz nun ungehindert Blut durch den Körper pumpen. Die altersbedingte Mineralisierung ist ein bekannter Risikofaktor für Herzerkrankungen. Es passiert ganz natürlich. Es wurde auch nachgewiesen, dass eine ausreichende Zufuhr von Vitamin K die Häufigkeit von Schlaganfällen verringert.

Vitamin-K-Quellen

Mangold und Grünkohl sind zwei Beispiele für grünes Blattgemüse, das viel Vitamin K1 enthält.

Bestimmte Obst- und Pflanzenöle sind zusätzliche Quellen.

Menanoquine, auch bekannt als K2, kommen in Fleisch, Milchprodukten, Eiern und im japanischen „Natto" vor, das aus fermentierten Sojabohnen hergestellt wird.

Folgende Lebensmittel enthalten Vitamin K:

Vitamin K1 (Phyllochinon)

• Brokkoli, Rosenkohl, Kohl, Salat, Grünkohl, Spinat, Kohl und Rübengrün sowie Brokkoli

• Raps- und Sojaöl

• Dressings für Salate, zubereitet mit Raps- oder Sojaöl

• Angereicherter Mahlzeitenersatz-Shake

Vitamin K2 kommt in Menachinonen oder fermentierten Sojabohnen vor.

Weniger Käse, Eier und Fleisch.

KAPITEL 3

MINERALSTOFFE FÜR DIE GESUNDHEIT VON FRAUEN

Mineralien sind lebenswichtige Mikronährstoffe, die der Körper in minimalen Mengen benötigt, um richtig zu funktionieren. Unbehandelter Mineralstoffmangel kann neben anderen schwerwiegenden Gesundheitsproblemen zu Osteoporose, Anämie und endokrinen (Hormon-)Ungleichgewichten führen.

Je nach Lebensphase sind bestimmte Mineralien wichtig. Beispielsweise benötigen menstruierende Frauen häufig bis zur Menopause zusätzliches Eisen. Ab diesem Zeitpunkt können sie Eisen von ihrer Liste streichen, da es bei oxidativen Schäden im Körper eine Rolle spielt. Ein weiteres Beispiel ist, dass Frauen in den ersten 35 Lebensjahren normalerweise die Knochendichte aufbauen, die den Grundstein für eine optimale Knochengesundheit in den Jahren nach der Menopause legt, wenn die Knochendichte tendenziell abnimmt.

Vollwertkost ist der beste Mineralstofflieferant, doch eine Ernährung, die reich an allen essentiellen Nährstoffen ist, kann für jede Frau schwierig sein.

Natürliche Mineralstoffzusätze können Ihren Körper umfassend ernährungsphysiologisch unterstützen und die Art und Weise verbessern, wie er bestimmte andere Mineralien und Nährstoffe aufnimmt. Magnesium ist beispielsweise für die Aufnahme von Kalzium durch den Körper unerlässlich. Es könnte sich lohnen, über eine Nahrungsergänzung nachzudenken, da den meisten Frauen ein Mangel an grundlegenden Mineralien wie Magnesium, Kalzium, Eisen, Zink, Jod und Selen fehlt.

Diese Mineralien sind neben anderen gesundheitlichen Vorteilen unerlässlich für einen gesunden Hormonhaushalt, Knochenstärke und eine optimale Stoffwechselfunktion.

Die Ernährung von Frauen sollte einige wichtige Mineralien enthalten, wie zum Beispiel:

KALZIUM

Das wichtigste Mineral im Körper ist Kalzium. Der Mensch benötigt Kalzium für die Entwicklung und den Erhalt starker Knochen, und Zähne und Knochen enthalten 99 % des Kalziums im Körper.

Darüber hinaus ist es erforderlich, dass das Gehirn und andere Körperteile gesund kommunizieren. Es beeinflusst, wie sich Muskeln bewegen und wie das Herz funktioniert.

Menschen benötigen zusätzlich zu Kalzium Vitamin D, da es die Aufnahme von Kalzium durch den Körper erleichtert.

Angereicherte Milchprodukte, Sonneneinstrahlung und Fischöl sind die Hauptquellen für Vitamin D.

Im Körper erfüllt Kalzium vielfältige Funktionen. Darunter sind folgende:

- **Knochengesundheit**

Knochen und Zähne bestehen zu 99 % aus dem Kalzium im menschlichen Körper. Für die Förderung, Entwicklung und Erhaltung der Knochen ist Kalzium notwendig. Obwohl die Abnahme der Knochendichte ein normaler Aspekt des Alterns ist, hält Kalzium die Knochen einer Frau auch dann gesund, wenn sie aufgehört hat, sich zu entwickeln.

Frauen, die bereits die Wechseljahre durchlaufen haben, verlieren möglicherweise schneller an Knochendichte als jüngere oder männliche Menschen. Frauen sollten besonders darauf achten, ausreichend Kalzium zu sich zu nehmen, um das Osteoporoserisiko zu senken, was die Wahrscheinlichkeit von Knochenbrüchen erhöhen kann.

- **Kontraktion der Muskeln**

Die Muskelkontraktion wird teilweise durch Kalzium reguliert. Der Körper schüttet Kalzium aus, wenn ein Muskel durch einen Nerv stimuliert wird. Calcium erleichtert die Muskelkontraktion, indem es mit den Proteinen im Muskel zusammenarbeitet.

Der Muskel wird sich entspannen, sobald der Körper das Kalzium aus ihm ausscheidet. Damit sich Muskeln zusammenziehen und Nerven Signale von Ihrem Gehirn an jeden Bereich Ihres Körpers weiterleiten können, benötigt Ihr Körper Kalzium.

● Herzsystem

Ein wesentlicher Bestandteil der Blutgerinnung ist Kalzium. Die Gerinnung umfasst mehrere Prozesse und ist ein komplexer Vorgang. Dabei handelt es sich unter anderem um Kalzium. Darüber hinaus unterstützt Kalzium die Freisetzung von Hormonen, die sich auf zahlreiche Körperfunktionen auswirken und den Blutgefäßen helfen, Blut durch den Körper zu transportieren.

Eine der Funktionen von Kalzium bei der Muskelfunktion besteht darin, die Funktion des Herzmuskels aufrechtzuerhalten. Die glatte Muskulatur, die die Blutgefäße umhüllt, wird durch Kalzium entspannt. Zahlreiche Untersuchungen deuten auf einen möglichen Zusammenhang zwischen niedrigem Blutdruck und hohem Kalziumkonsum hin.

Vitamin D ist nicht nur wichtig für die Knochengesundheit, sondern erleichtert auch die Aufnahme von Kalzium durch den Körper.

Zusätzliche Funktionen von Calcium

Zahlreiche Enzyme benötigen Calcium als Cofaktor. Bestimmte essentielle Enzyme können ohne Kalzium nicht richtig funktionieren.

Darüber hinaus haben Untersuchungen gezeigt, dass die Einnahme von ausreichend Kalzium zu Folgendem führen kann:

- Ein verringertes Risiko von Problemen im Zusammenhang mit Bluthochdruck während der Schwangerschaft.

- Senken Sie den Blutdruck junger Menschen.

- Reduzierter Blutdruck bei Kindern, deren Mütter während der Schwangerschaft ausreichend Kalzium erhielten.

- Reduzierte Inzidenz von kolorektalen Adenomen, einem nicht krebsartigen Tumortyp, bessere Cholesterinwerte, Migränebehandlung und eine Verringerung der Symptome des prämenstruellen Syndroms.

Während 1.000 mg die empfohlene Tagesdosis (RDA) für Kalzium sind, deuten einige Hinweise darauf hin, dass größere Mengen möglicherweise zusätzliche gesundheitliche Vorteile bieten. Es empfiehlt sich, Kalziumquellen wie Kalziumcitrat, Malat, Chelat und Orotat auszuwählen, die vom Körper leichter aufgenommen werden, da einige Arten von Kalzium deutlich besser absorbiert werden als andere.

Kalziumquellen

Calcium ist in einer Vielzahl von Lebensmitteln und Getränken enthalten. Zu den guten Quellen gehören:

- Milch
- Joghurt
- Angereicherte Milchalternativen wie Sojamilch
- Sardinen und Lachs
- Käse
- Tofu
- Grünes Blattgemüse, darunter Brokkoli, Rübenblätter, Brunnenkresse und Grünkohl
- Mehrere angereicherte Frühstückscerealien
- Angereicherte Fruchtsäfte
- Samen und Nüsse, insbesondere Chia, Mandel und Sesam.
- Hülsenfrüchte und Getreide
- Maismehl und Maistortillas
- Spinat gehört zu den dunkelgrünen Gemüsesorten, die Kalzium enthalten. Sie enthalten aber auch viel Oxalsäure. Studien zeigen, dass Oxalsäure die Fähigkeit des Körpers, Kalzium aufzunehmen, verringert.

Obwohl Milchprodukte zu den besten Kalziumquellen gehören, ist es ratsam, die Aufnahme auf milchfreie Optionen wie Meeresgemüse, Grünkohl, Brokkoli, Chinakohl und andere angereicherte Lebensmittel, Getränke und Getreideprodukte zu beschränken. Der Grund dafür ist, dass selbst bei Menschen ohne Laktoseintoleranz der Verzehr großer Mengen an Milchprodukten dazu führen kann, dass dem Körper Kalzium und Mineralien entzogen werden. Darüber hinaus enthalten Milchprodukte hohe Mengen an Phosphor und geringe Mengen an Magnesium, was die Verfügbarkeit von Kalzium beeinträchtigen kann.

Lebensphasen	Tägliche Empfehlung
0-6 Monate	200 mg
7-12 Monate	260 mg
1-3 Jahre	700 mg
4-8 Jahre	1.000 mg
9-18 Jahre	1.300 mg
19-50 Jahre	1.000 mg
51-70 Jahre	1.200 mg
71 und darüber hinaus	1.200 mg
Schwangere und stillende Frauen	1.000 mg
Schwangere und stillende Teenager	1.300 mg

MAGNESIUM

Mehr als 300 Enzym- und Stoffwechselprozesse beinhalten den notwendigen Mineralstoff Magnesium. Magnesium ist für zahlreiche Körperprozesse notwendig. Eine ausreichende Zufuhr dieses Minerals kann bei der Vorbeugung oder Behandlung mehrerer chronischer Erkrankungen wie Migräne, Typ-2-Diabetes, Alzheimer-Krankheit und Herz-Kreislauf-Erkrankungen hilfreich sein.

Magnesium ist sowohl für Ihren Körper als auch für Ihr Gehirn unerlässlich und hilft bei allem, von der Blutzuckerregulierung bis hin zur Verbesserung der sportlichen Leistung.

Der weibliche Körper verwendet Magnesium für die unten aufgeführten Zwecke:

1.   Knochenwohlbefinden

Magnesium ist auch für ein ausreichendes Knochenwachstum unerlässlich, obwohl Kalzium in der Forschung zu diesem Thema die größte Aufmerksamkeit erregt hat. Eine ausreichende Magnesiumzufuhr wurde in Studien mit einer erhöhten Knochendichte, einer besseren Knochenkristallbildung und einem verringerten Osteoporoserisiko bei postmenopausalen Frauen in Verbindung gebracht.

Da Magnesium dabei hilft, den Kalzium- und Vitamin-D-Spiegel zu regulieren, zwei wichtige Mineralien, die für die Knochengesundheit unerlässlich sind, kann es die Knochengesundheit sowohl direkt als auch indirekt verbessern.

2.   Diabetes

Eine Ernährung mit hohem Magnesiumgehalt wurde in der Forschung mit einem verringerten Risiko für Typ-2-Diabetes in Verbindung gebracht. Dies könnte auf den bedeutenden Beitrag von Magnesium zum Insulinstoffwechsel und zur Glukoseregulierung zurückzuführen sein.

Einer Studie zufolge ist der Magnesiumspiegel bei den meisten Diabetikern niedrig, aber nicht bei allen, und Magnesium kann bei der Behandlung von Diabetes helfen. Ein Magnesiummangel kann die Insulinresistenz verschlimmern, eine Erkrankung, die häufig vor Typ-2-Diabetes auftritt. Andererseits könnte ein niedriger Magnesiumspiegel auf eine Insulinresistenz zurückzuführen sein.

## 3.	Herz-Kreislauf-Gesundheit

Magnesium ist für den Körper notwendig, um seine Muskeln, insbesondere das Herz, gesund zu halten. Studien haben gezeigt, dass die Herzgesundheit maßgeblich durch Magnesium beeinflusst wird.

Einer Studie zufolge kann ein Magnesiummangel das Risiko für Herz-Kreislauf-Probleme erhöhen. Dies wird teilweise durch seine zellulären Funktionen erklärt. Die Herausgeber weisen darauf hin, dass Personen mit Herzinsuffizienz häufig an Magnesiummangel leiden, der ihre klinischen Ergebnisse beeinträchtigen kann.

Personen, die unmittelbar nach einem Herzinfarkt Magnesiumpräparate einnehmen, haben ein geringeres Sterberisiko. Magnesium wird gelegentlich von Medizinern zur Behandlung von Herzinsuffizienz (CHF) und zur Verringerung des

Risikos von Herzrhythmusstörungen oder unregelmäßigem Herzschlag eingesetzt.

Eine Metaanalyse legt nahe, dass die Einnahme von mehr Magnesium die Häufigkeit von Schlaganfällen verringern kann. Ihren Erkenntnissen zufolge verringerte sich das Schlaganfallrisiko um 2 % pro 100 mg zusätzlichem Magnesium pro Tag.

## 4.	Kopfschmerzen durch Migräne

Kopfschmerzen können durch eine Magnesiumbehandlung verhindert oder gelindert werden. Dies liegt daran, dass ein Magnesiummangel die Neurotransmitter beeinträchtigen und die Verengung der Blutgefäße begrenzen kann – zwei Dinge, die Mediziner mit Migräne in Verbindung bringen. Der Magnesiumspiegel im Blut und im Körpergewebe von Migränepatienten kann niedriger sein als bei normalen Menschen. Eine Migräne kann dazu führen, dass das Gehirn einer Person einen niedrigen Magnesiumspiegel aufweist.

Laut einer systematischen Überprüfung kann eine Magnesiumergänzung dazu beitragen, Migräne zu vermeiden. Der Bericht besagt, dass der Verzehr von 600 mg Magnesiumcitrat eine sichere und praktische vorbeugende Maßnahme zu sein scheint.

## 5.	Prämenstruelles Syndrom

Darüber hinaus könnte Magnesium am prämenstruellen Syndrom (PMS) beteiligt sein. Nach Angaben des American College of Obstetricians and Gynecologists kann die Einnahme von Magnesiumpräparaten dazu beitragen, PMS-Symptome wie Brustschmerzen und Blähungen zu lindern.

6. Antioxidatives Glutathion

Das Antioxidans Glutathion, das für die Funktion des Immunsystems und Entgiftungsprozesse unerlässlich ist, wird mithilfe von Magnesium synthetisiert.

Magnesiumquellen

1. Weizen: Kaufen Sie Vollkornbrot im Supermarkt und ersetzen Sie beim Backen Vollkornmehl durch Weißmehl. Es empfiehlt sich, Vollkornprodukte aus Getreide und Brot zu wählen, da verarbeiteter Weizen Magnesium verliert. Fisch, Fleisch und die meisten Obstsorten enthalten wenig Magnesium.

2. Spinat: Spinat ist wie andere dunkle Blattgemüsesorten nährstoffreich.

3. Quinoa: Quinoa wird ähnlich wie Reis gekocht und verzehrt. Es ist neben anderen gesundheitlichen Vorteilen für seinen hohen Protein- und Mineralstoffgehalt bekannt.

4. Erdnüsse, Cashewnüsse und Mandeln. Sie können vielen Rezepten zusätzliche Textur und Geschmack verleihen, indem Sie diese gerösteten Nüsse hinzufügen.

5. Dunkle Schokolade: Suchen Sie nach dunkler Schokolade mit 70 % Kakaoanteil.

6. Schwarze Bohnen: Obwohl alle Bohnen gesund sind, enthalten schwarze Bohnen den höchsten Magnesiumgehalt.

7. Edamame: Edamame-Bohnen sind Sojabohnen, die sich noch in ihren Schoten befinden. Sie können pur gegessen oder einem Rezept hinzugefügt werden; Sie werden normalerweise gekocht oder gedünstet.

8. Avocado: Avocados sind reich an herz- und gehirngesunden Fetten und Magnesium und eine großartige Wahl für Lebensmittel. Avocados enthalten nicht nur mehr Kalium als Bananen, sondern sind auch reich an B-Vitaminen und Vitamin K.

9. Tofu: Wenn Sie Vegetarier sind oder einfach etwas anderes ausprobieren möchten, ist Tofu eine tolle Fleischalternative.

10. Kulturjoghurt: Kulturjoghurt ist reich an Nährstoffen, enthält Magnesium und ist eine ausgezeichnete Proteinquelle. Ganz zu schweigen davon, dass es Probiotika enthält, die gut für den Darm sind, viele Vitamine und Mineralien sowie Omega-3-Fettsäuren.

11. Hülsenfrüchte: Bohnen, Linsen, Kichererbsen, Erbsen und Sojabohnen gehören zur Familie der nährstoffreichen Hülsenfrüchte. Mit Sojamilch.

12. Erdnussbutter

13. Skinned Potatoes (Kartoffeln mit Schale)

14. Gekochter/gekochter brauner Reis

15. Samen: Samen haben viele gesundheitliche Vorteile. Auch in verschiedenen Samenarten, darunter Chia-, Kürbis- und Leinsamen, ist der Magnesiumgehalt hoch. Eine besonders gute Magnesiumquelle sind Kürbiskerne. Darüber hinaus sind Samen eine gute Quelle für Eisen, Omega-3-Fettsäuren und einfach ungesättigte Fettsäuren.

16. Einige fette Fische: Lachs, Makrele und Heilbutt sind nur einige der Meeresfrüchte, die viel Magnesium enthalten. Ein erhöhter Verzehr von fettem Fisch wird mit einem geringeren Risiko für Herzerkrankungen und andere chronische Erkrankungen in Verbindung gebracht.

17. Bananen: Eine der am häufigsten konsumierten Früchte weltweit ist die Banane. Der Hauptgrund für ihre Beliebtheit ist ihr hoher Kaliumgehalt, der mit einem geringeren Risiko für Herzerkrankungen und einem niedrigeren Blutdruck in Verbindung gebracht wird. Magnesium ist auch in Bananen reichlich vorhanden.

Magnesium ist ein essentieller Makronährstoff, der für verschiedene Körperfunktionen von Bedeutung ist, darunter die Stimmung, die Gesundheit von Muskeln, Neuronen und Knochen.

Studien haben verschiedene Gesundheitsfälle mit einem unzureichenden Magnesiumspiegel in Verbindung gebracht. Ein Arzt kann die Einnahme von Magnesiumpräparaten vorschlagen, wenn ein Patient nicht täglich genug Mineralstoff über die Nahrung aufnehmen kann.

Alter	Tägliche Empfehlung
1-3 Jahre	80 mg
4-8 Jahre	130 mg
9-13 Jahre	240 mg
14-18 Jahre	360 mg
19-30 Jahre	310 mg
31-50 Jahre	320 mg
51 und darüber hinaus	320 mg

Eisen

Bis zu fünf Millionen erwachsene Frauen in den Vereinigten Staaten leiden an Eisenmangel, einem der häufigsten

Mangelernährungsdefizite. Eisen ist ein lebenswichtiger Mineralstoff mit zahlreichen gesundheitlichen Vorteilen für Ihren Körper.

Ihr Körper benötigt Eisen, um Myoglobin herzustellen, ein Protein, das die Sauerstoffversorgung der Zellen in Ihren Muskeln unterstützt, und Hämoglobin, das die roten Blutkörperchen (RBCs) dabei unterstützt, Sauerstoff durch den Körper zu transportieren.

Eisen ist wichtig, da rote Blutkörperchen Sauerstoff im Körper verteilen, insbesondere während der Schwangerschaft, wenn das Blutvolumen ansteigt. Aufgrund von Menstruationsblutverlust, Schwangerschaft und Stillzeit benötigen Frauen mehr Eisen als Männer.

Obwohl der Zusammenhang zwischen Eisen und Fruchtbarkeit manchmal vernachlässigt wird, beeinträchtigt ein Eisenmangel die Fähigkeit, schwanger zu werden und eine sichere Schwangerschaft zu haben, erheblich. Niedriges Geburtsgewicht, vorzeitige Wehen, Unfruchtbarkeit und Fehlgeburten stehen alle im Zusammenhang mit Eisenmangel.

Ein schwangerschaftsbedingter Abfall des Eisenspiegels erhöht die Möglichkeit, dass sich der Fötus nicht normal entwickelt. Im schlimmsten Fall kann es zu einer Fehlgeburt kommen.

Bei Frauen mit niedrigem Eisenspiegel kommt es nicht nur zu einer anovulatorischen Fehlpaarung, einer Hypoovulation und einer schlechten Eizellengesundheit, sondern auch häufiger zu einer Anovulation, was eine Schwangerschaft um bis zu 60 % erschweren kann.

Während Ihrer Schwangerschaft beginnt Ihr ungeborenes Kind, Ihnen Eisen zu entziehen; Bei unzureichender Menge besteht die Gefahr einer Anämie.

Nahrungseisen gibt es in zwei Varianten: Häm-Eisen und Nicht-Häm-Eisen. Häm-Eisen kommt in Tiermahlzeiten wie rotem Fleisch, Fisch und Geflügel vor und wird aus dem Protein in den roten Blutkörperchen gewonnen, das Sauerstoff zu den Zellen transportiert. Pflanzliche Lebensmittel wie Linsen, Bohnen, Rosinen, getrocknete Aprikosen und Melasse enthalten Nicht-Häm-Eisen.

Eisen hat jedoch zwei Seiten: Man braucht gerade genug, aber keine übermäßigen Mengen. Der Verzehr von Lebensmitteln mit hohem Vitamin-C-Gehalt zusätzlich zu Nicht-Häm-Eisenquellen kann die Eisenaufnahme deutlich verbessern.

Bei einer vegetarischen Ernährung müssen auch Lebensmittel und Medikamente berücksichtigt werden, die die Eisenaufnahme hemmen oder verringern können. Beispielsweise müssen Frauen während der Menstruation möglicherweise

Nahrungsergänzungsmittel einnehmen, um den Blutverlust, den sie monatlich verlieren, zu ersetzen, während andere Frauen nach der Menopause dies nicht tun.

Vorteile von Eisen

Das Immunsystem, das Verdauungssystem, die allgemeine Energie und Aufmerksamkeit sowie die Regulierung der Körpertemperatur sind nur einige der vielen wesentlichen Körperfunktionen, die Eisen unterstützt.

Solange eine Frau keinen Eisenmangel hat, werden die Vorteile des Minerals manchmal übersehen. Atemnot, blasse Haut, Herzklopfen und Erschöpfung sind Symptome einer Eisenmangelanämie.

- **Eine glückliche und gesunde Schwangerschaft:** Während der Schwangerschaft kommt es zu einem erheblichen Anstieg der Blutmenge und der Bildung roter Blutkörperchen, um den sich entwickelnden Fötus mit Nährstoffen und Sauerstoff zu versorgen. Dadurch steigt die Nachfrage nach Eisen. Obwohl der Körper während der Schwangerschaft normalerweise seine Fähigkeit zur Eisenaufnahme optimiert, kann ein Eisenmangel auf eine unzureichende Eisenaufnahme oder andere Variablen zurückzuführen sein, die die Eisenaufnahme beeinflussen.

Eine geringe Eisenspeicherung, ein niedriges Geburtsgewicht und eine verzögerte kognitive oder Verhaltensentwicklung des Babys sind allesamt mit einer unzureichenden Eisenaufnahme während der Schwangerschaft verbunden. Da Eisen auch das Immunsystem stärkt, sind schwangere Frauen mit einem niedrigen Eisenspiegel möglicherweise anfälliger für Infektionen.

● **Energie:** Die Fähigkeit des Körpers, Energie effizient zu nutzen, kann durch eine eisenarme Ernährung beeinträchtigt werden. Eisen ist sowohl für die körperliche als auch für die geistige Leistungsfähigkeit unerlässlich, da es Sauerstoff zu den Muskeln und dem Gehirn transportiert. Ein niedriger Eisenspiegel kann zu verminderter Ausdauer, erhöhter Reizung und Konzentrationsschwierigkeiten führen.

● **Verbesserte sportliche Leistung:** Im Vergleich zu Menschen, die keinen aktiven Lebensstil pflegen, leiden Sportler – insbesondere junge Sportlerinnen – häufiger an Eisenmangel. Langstreckenläufer und andere Ausdauersportlerinnen scheinen dafür anfälliger zu sein. Experten raten weiblichen Ausdauersportlern, ihre tägliche Aufnahme von elementarem Eisen auf 10 mg zu erhöhen, was der derzeit empfohlenen Tagesdosis entspricht.

Sportler mit Eisenmangel erbringen auf dem Feld schlechtere Leistungen und haben ein geschwächtes Immunsystem. Aufgrund der verminderten Fähigkeit des Körpers, die Muskeln bei körperlicher Anstrengung mit Sauerstoff zu versorgen, kann ein Hämoglobinmangel die Leistungsfähigkeit erheblich beeinträchtigen.

Ressourcen für Eisen

Aufgrund seiner begrenzten Bioverfügbarkeit werden große Mengen Eisen vom Dünndarm nicht leicht aufgenommen. Dies erhöht die Möglichkeit einer Unzulänglichkeit und verringert die Verwendbarkeit. Es ist interessant festzustellen, dass Ihr Körper etwas Eisen speichert, was sich darauf auswirkt, wie viel davon absorbiert wird.

Diese nahrhaften Mahlzeiten sind reich an Eisen:

1. **Muschelkonserven:** Schalentiere sind ein köstliches und gesundes Lebensmittel. Der Eisengehalt ist in allen Schalentieren hoch, doch Muscheln, Austern und Miesmuscheln sind besonders reichhaltige Eisenquellen. Der Eisengehalt in Muscheln variiert stark. Häm-Eisen, das in Schalentieren vorkommt, wird vom Körper leichter aufgenommen als Nicht-Häm-Eisen, das in Pflanzen vorkommt.

2. **Spinat:** Spinat ist kalorienarm und reich an Nährstoffen und hat mehrere gesundheitliche Vorteile. Obwohl Spinat Nicht-Häm-Eisen enthält, das schlecht absorbiert wird, enthält er auch

viel Vitamin C. Dies ist wichtig, da Vitamin C die Eisenaufnahme erheblich erhöht. Darüber hinaus haben Carotinoide, die reichlich im Spinat vorkommen, entzündungshemmende, krebsbekämpfende und augenschützende Eigenschaften.

3.   **Innereien:** wie Leber, sind unglaublich nährstoffreich. Zu den beliebten eisenreichen Arten gehören solche der Leber, der Nieren, des Gehirns und des Herzens. Organfleisch ist außerdem sehr proteinreich und eine gute Quelle für Kupfer, Selen und B-Vitamine. Darüber hinaus ist Innereien eine der besten Quellen für Cholin, ein Vitamin, das für die Gesundheit von Leber und Gehirn wichtig ist, in der Ernährung jedoch häufig fehlt.

4.   **Hülsenfrüchte:** Nährstoffreiche Hülsenfrüchte sind eine gute Wahl. Hülsenfrüchte gibt es in einer Reihe beliebter Sorten, darunter Bohnen, Linsen, Kichererbsen, Erbsen und Sojabohnen. Sie sind eine ausgezeichnete Eisenquelle, insbesondere für Vegetarier. Sie können Ihre Eisenaufnahme einfach erhöhen, indem Sie Bohnen wie weiße Bohnen, Kidneybohnen und schwarze Bohnen essen. Darüber hinaus sind Hülsenfrüchte eine gute Quelle für Kalium, Magnesium und Folsäure. Hülsenfrüchte könnten beim Abnehmen helfen. Sie enthalten viele lösliche Ballaststoffe, die dazu beitragen, die Energieaufnahme zu senken, das Sättigungsgefühl zu steigern und eine gute Darmflora zu unterstützen, was sich allesamt auf Gewicht, Entzündungen und das Risiko chronischer Krankheiten auswirkt.

Kombinieren Sie Hülsenfrüchte mit Vitamin-C-reichen Mahlzeiten wie Zitrusfrüchten, Gemüse oder Tomaten, um die Eisenaufnahme zu optimieren.

5.   **Rotes Fleisch:** Es ist nährstoffreich und sättigend. Studien haben gezeigt, dass Frauen, die regelmäßig Fleisch, Huhn und Fisch konsumieren, möglicherweise ein geringeres Risiko für einen Eisenmangel haben. Rotes Fleisch kann ein wichtiges Nahrungsmittel für Frauen sein, die anfällig für Anämie sind, da es die am leichtesten verfügbare Form von Hämeisen ist.

Studien zeigen, dass Frauen, die weniger als 2 Unzen rotes Fleisch pro Tag konsumieren, mit größerer Wahrscheinlichkeit eine unzureichende Zufuhr von Zink, Eisen, Vitamin B12, Kalium und Vitamin D haben als Frauen, die zwischen 2 und 3 Unzen pro Tag essen. Auch Eiweiß, Zink, Selen und mehrere B-Vitamine sind in Fleisch ausreichend.

6.   **Kürbiskerne:** Ein köstlicher und praktischer Snack sind Kürbiskerne. Eisen ist in Kürbiskernen in guten Mengen enthalten. Es ist außerdem eine ausgezeichnete Quelle für Mangan, Zink und Vitamin K. Darüber hinaus gehören sie zu den besten Quellen für Magnesium, das in der Ernährung oft fehlt. Magnesium kann Ihr Risiko für Depressionen, Diabetes und Insulinresistenz senken.

7.   **Quinoa:** Quinoa ist für seine eisenreichen Eigenschaften bekannt und ein weit verbreitetes Getreide. Quinoa ist eine fantastische Option für Menschen mit Zöliakie oder anderen Arten von Glutenunverträglichkeit, da es kein Gluten enthält. Quinoa ist nicht nur reich an Folsäure, Magnesium, Kupfer, Mangan und vielen anderen Mineralien, sondern hat auch einen höheren Proteingehalt als viele andere Getreidearten.

Quinoa besitzt außerdem mehr antioxidative Eigenschaften als viele andere Getreidesorten. Freie Radikale, die beim Stoffwechsel und als Reaktion auf Stress entstehen, können Ihre Zellen schädigen. Antioxidantien können dabei helfen, die Entstehung dieses Phänomens zu verhindern.

8.   **Truthahn:** Putenfleisch ist köstlich und gesund. Darüber hinaus enthält es viel Eisen, insbesondere in schwarzem Putenfleisch. Der Eisengehalt ist bei dunklem Truthahn höher als bei weißem Truthahn. Truthahn und andere proteinreiche Mahlzeiten steigern Ihren Stoffwechsel nach einer Mahlzeit und helfen Ihnen, sich satt zu fühlen. Daher kann der Verzehr dieser Gerichte Ihnen beim Abnehmen helfen. Der Verzehr von viel Protein kann auch dazu beitragen, den Muskelverlust zu stoppen, der mit zunehmendem Alter und Gewichtsverlust bei Frauen auftritt.

9.   Brokkoli: Brokkoli ist für seinen Eisengehalt bekannt und ein äußerst gesundes Gemüse. Darüber hinaus enthält Brokkoli Vitamin C, das die Eisenaufnahme des Körpers verbessert. Es enthält fünf Gramm Ballaststoffe, etwas Vitamin K und einen hohen Folatgehalt. Rosenkohl, Grünkohl, Kohl, Blumenkohl und Brokkoli gehören alle zur Familie der Kreuzblütengewächse, zu der auch Brokkoli gehört.

Pflanzenchemikalien namens Glucosinolate, Sulforaphan und Indol kommen in Kreuzblütlern vor und sollen Krebs vorbeugen.

10.   Tofu: Tofu ist ein bei Veganern und in vielen asiatischen Ländern beliebtes Gericht auf Sojabasis. Es ist eine ausgezeichnete Eisenquelle. Darüber hinaus ist Tofu eine ausgezeichnete Quelle für Protein, Kalzium, Magnesium, Selen und Thiamin.

Isoflavone sind spezielle Moleküle im Tofu, die mit einem verringerten Risiko für Herzerkrankungen, einer besseren Insulinsensitivität und einer Linderung der Wechseljahrsbeschwerden in Verbindung gebracht werden.

11.   Dunkle Schokolade: Reichhaltig und lecker, dunkle Schokolade steckt voller Nährstoffe. Es ist ein ausgezeichneter Lieferant von Magnesium, Kupfer und Eisen. Darüber hinaus enthält es präbiotische Ballaststoffe, die die nützlichen Bakterien Ihres Darms ernähren. Sowohl Kakaopulver als auch dunkle Schokolade weisen eine erhebliche antioxidative Aktivität auf, die mit der von Beeren- und Kirschfruchtextrakten vergleichbar ist. Darüber hinaus haben Studien gezeigt, dass Schokolade den Cholesterinspiegel senkt und das Risiko von Herzinfarkten und Schlaganfällen verringern kann.

Um die größtmöglichen Vorteile zu erzielen, empfiehlt es sich, Schokolade mit einem Kakaoanteil von mindestens 70 % zu sich zu nehmen.

12.   Fisch: Fisch ist ein sehr nährstoffreiches Lebensmittel und einige Arten, wie zum Beispiel Thunfisch, enthalten besonders viel Eisen. Omega-3-Fettsäuren, eine Art herzgesundes Lipid, das mit mehreren gesundheitlichen Vorteilen verbunden ist, sind auch in Fisch reichlich vorhanden.

Studien haben insbesondere gezeigt, dass Omega-3-Fettsäuren ein gesundes Wachstum und eine gesunde Entwicklung unterstützen, die immunologische Funktion verbessern und die Gesundheit des Gehirns verbessern.

Neben Thunfisch können Sie auch andere eisenreiche Fische wie Schellfisch, Makrele und Sardinen in Ihre Ernährung aufnehmen.

Ihr Körper kann Eisen nicht selbst herstellen, daher müssen Sie dieses lebenswichtige Element regelmäßig zu sich nehmen. Allerdings sollte erwähnt werden, dass manche Frauen den

Verzehr von rotem Fleisch und anderen Häm-Eisen-reichen Mahlzeiten einschränken sollten.

Dennoch können die meisten Frauen die Menge ihrer Nahrungsaufnahme problemlos kontrollieren. Denken Sie daran: Wenn Sie kein Fleisch oder Fisch essen, können Sie die aufgenommene Eisenmenge erhöhen, indem Sie pflanzliche Eisenquellen zusammen mit einer Vitamin-C-Quelle zu sich nehmen.

Alter	Tägliche Empfehlung
9-13 Jahre	8 mg
14-18	15 mg
19-50	18 mg
51 und darüber hinaus	8 mg
Schwangere Frau	27 mg
Stillende Mutter im Alter von 14-18 Jahren	10 mg
Stillende Mutter ab 19 Jahren	9 mg

ZINK

Ihr Körper benötigt Zink, um neue Zellen zu produzieren und Krankheiten zu bekämpfen. Es ist wichtig für die Produktion von DNA, dem genetischen Code, der durch jede Zelle Ihres Körpers verläuft, und für die Reparatur von Wunden.

Wenn Ihre Ernährung einen Mangel an Zink aufweist, kann es zu unerwünschten Folgen wie Haarausfall, Verlust der

Aufmerksamkeit und vermindertem Geschmacks- und Geruchssinn kommen. Obwohl es in den USA ungewöhnlich ist, leiden einige Menschen immer noch unter Zinkmangel.

Zink ist ein notwendiger Nährstoff, der an zahlreichen wichtigen Körperfunktionen beteiligt ist.

Zink hat weitaus mehr Vorteile, als nur dabei zu helfen, gesund zu bleiben. Zink ist ein Antioxidans und zudem ein wichtiger Mineralstoff, den der menschliche Körper für viele physiologische Funktionen benötigt.

Vorteile für die Gesundheit

1. Es fördert eine gesunde Immunität: Zink ist für ein starkes Immunsystem notwendig, da es das Wachstum und die Funktion von Immunzellen unterstützt, den Kampf des Körpers gegen Viren, die Krankheiten verursachen könnten, verstärkt und eine gesunde Immunreaktion steuert. Aufgrund seiner starken immunstärkenden und weißen Blutkörperchen stärkenden Eigenschaften ist dieses Mineral vor allem für seine Fähigkeit bekannt, Erkältungen vorzubeugen und deren Dauer zu verkürzen.

2. Es lindert Entzündungen: Die entzündungshemmenden und gewebeheilenden Eigenschaften von Zink können bei einer Vielzahl von Beschwerden helfen, darunter unter anderem Akne und ungesunde Haut. Die Überwachung von Entzündungen ist von entscheidender Bedeutung, da chronische Entzündungen das Risiko für Herzerkrankungen, Typ-2-Diabetes, Fettleibigkeit und verschiedene Krebsarten erhöhen können.

3. Es stärkt die Knochen: Zink ist ein notwendiger Mineralstoff für eine gesunde Knochenentwicklung und -erhaltung, der für die Vorbeugung von Frakturen und Krankheiten wie Osteoporose von entscheidender Bedeutung ist. Zink hilft bei der Steuerung der Knochenumbauprozesse, die im Laufe des Lebens stattfinden, und steigert die Aktivität der Zellen, die an der Produktion neuen Knochens beteiligt sind.

4. Für die reproduktive Gesundheit ist es von entscheidender Bedeutung: Sie werden überrascht sein, wie stark sich die Ernährung auf die Funktion und das Gleichgewicht Ihrer Hormone auswirken kann, was sich wiederum auf Ihr Fortpflanzungssystem auswirkt. Zink fördert eine gesunde Eierstockfunktion und unterstützt den Hormonhaushalt. Viele Enzyme im Körper sind für ihre ordnungsgemäße Funktion auf Zink angewiesen. Es hilft auch bei der Hormonregulierung und steigert nachweislich sogar die Fruchtbarkeit.

5. Es verbessert die Geruchs- und Geschmackswahrnehmung: Dieses Mineral unterstützt die Gesundheit der Geruchsrezeptoren und Geschmacksknospen, was sich darauf auswirkt, wie wir Aromen und Düfte wahrnehmen.

Dies deutet darauf hin, dass Zink für Frauen, die unterernährt sind oder sich einer Krebsbehandlung unterziehen, von Vorteil sein könnte, da es bei Appetitproblemen helfen kann.

6. Es ist hervorragend für Ihr Gehirn: Es unterstützt die Neurotransmitterfunktion und kognitive Prozesse, die zur Gehirnleistung beitragen. Einigen Untersuchungen zufolge könnte Zink sogar Schutz vor neurodegenerativen Erkrankungen wie Alzheimer und altersbedingtem kognitivem Verfall bieten.

7. Es fördert die Wundheilung: Zink hat heilende Eigenschaften, die die Entwicklung von Kollagen und die Zellgesundheit unterstützen. Es ist sowohl bei kleinen als auch bei großen Wunden von Vorteil. Die Einnahme einer größeren Menge dieses Minerals kann zu einer besseren und schnelleren Heilung von Schnitten, Kratzern und anderen Schmerzen beitragen.

8. Es ist wohltuend für Ihre Haut: Die antioxidativen Eigenschaften von Zink verringern oxidativen Stress und schützen die Zellen vor Schäden durch freie Radikale. Die entzündungshemmenden Eigenschaften von Zink tragen auch zur Verbesserung von Akne bei.

9. Es verbessert die Augengesundheit: Zink gehört zu einer Gruppe von Vitaminen und Mineralstoffen, die das Fortschreiten der altersbedingten Makuladegeneration verlangsamen können. Es beeinträchtigt auch die allgemeine Gesundheit der Augen, insbesondere der Netzhaut. Melanin, ein Pigment, das dabei hilft, die Augen vor schädlichem ultraviolettem (UV) Licht zu schützen, wird mit Zink synthetisiert.

10. Es trägt zur Herzgesundheit bei: durch die Regulierung des Blutdrucks und die Unterstützung der Erhaltung gesunder Blutgefäße, die beide für ein gesundes Herz notwendig sind. In bestimmten Studien wurde ein Zinkmangel mit einem höheren Risiko für Herz-Kreislauf-Erkrankungen in Verbindung gebracht.

11. Es sorgt für einen regulierten Blutzucker: Untersuchungen zeigen, dass die Aufrechterhaltung eines gesunden Blutzuckerspiegels entscheidend für die Minimierung von Komplikationen bei Menschen mit Diabetes ist. Zink ist ein Mineral, das bei der Blutzuckerregulierung helfen kann. Zink spielt eine Rolle bei der Produktion, Speicherung und Ausschüttung von Insulin, einem Hormon, das bei der Kontrolle des Blutzuckers hilft.

Zinkquellen

1. Fleisch: Eine der besten Zinkquellen ist Fleisch. Obwohl alle Fleischsorten, einschließlich Rind-, Lamm- und Schweinefleisch, Zink enthalten, ist rotes Fleisch eine besonders gute Quelle. Es ist wichtig zu bedenken, dass der Verzehr von viel rotem Fleisch (insbesondere verarbeitetem Fleisch) mit einem höheren Risiko für Herzerkrankungen und verschiedene Krebsarten verbunden ist.

Dies ist jedoch wahrscheinlich kein Problem, wenn Sie im Rahmen einer Ernährung mit viel Obst, Gemüse und Ballaststoffen unverarbeitetes rotes Fleisch essen und den Verzehr von verarbeitetem Fleisch einschränken.

2. Schalentiere: In Schalentieren finden sich kalorienarme und gesunde Zinkquellen. Besonders hohe Konzentrationen werden in Austern beobachtet. Auch andere Schalentiere sind wichtige Zinklieferanten, obwohl sie weniger enthalten als Austern. Um das Risiko einer Lebensmittelvergiftung während der Schwangerschaft zu verringern, achten Sie darauf, Schalentiere vor dem Verzehr vollständig zu kochen.

3. Hülsenfrüchte: Eine gute Zinkquelle sind Hülsenfrüchte wie Bohnen, Linsen und Kichererbsen. Aber auch in Hülsenfrüchten kommen Phytate vor. Das Zink aus Hülsenfrüchten wird nicht so gut aufgenommen wie aus tierischen Produkten, da diese Antinährstoffe die Verdauung von Zink und anderen Elementen verhindern. Dennoch können Hülsenfrüchte für diejenigen, die sich vegan oder vegetarisch ernähren, eine wichtige Zinkquelle sein. Als Ballaststoff- und Proteinquelle eignen sie sich auch hervorragend als Ergänzung zu Suppen, Eintöpfen und Salaten.

Zink kann durch Erhitzen, Keimen, Einweichen oder Fermentieren von Hülsenfrüchten und anderen pflanzlichen Quellen des Minerals bioverfügbarer gemacht werden.

4. Samen: Das Hinzufügen von Samen zu Ihrer Ernährung kann Ihnen helfen, mehr Zink zu sich zu nehmen, und sie sind eine nährstoffreiche Ergänzung. Sesam-, Kürbis-, Kürbis- und Hanfsamen sind gute Zinkquellen. Samen liefern mehr Zink und sind außerdem eine gute Quelle für Ballaststoffe, gesunde Fette, Vitamine und andere Mineralien. Ihr Verzehr im Rahmen einer ausgewogenen Ernährung wird auch mit vielen gesundheitlichen Vorteilen in Verbindung gebracht, beispielsweise einer Senkung des Cholesterinspiegels und des Blutdrucks.

Versuchen Sie, Samen in Salate, Suppen, Joghurt und andere Gerichte aufzunehmen, um die Anzahl der Samen in Ihrer Ernährung zu erhöhen.

5. Nüsse, einschließlich Erdnüsse: Zu den Nüssen mit hohem Zinkgehalt gehören Mandeln, Cashewnüsse und Pinienkerne. Obwohl sie zu den Hülsenfrüchten zählen, enthalten Erdnüsse auch Zink. Nüsse sind reich an Ballaststoffen, gesunden Fetten und einer Vielzahl anderer Vitamine und Mineralstoffe. Wenn Sie auf der Suche nach einer zinkreichen Nuss sind, sind Cashewnüsse eine fantastische Option. Darüber hinaus können Nüsse dazu beitragen, die Risikofaktoren für Herzerkrankungen und Krebs sowie andere Krankheiten zu senken.

6. Milchprodukte: Zink gehört zu den mehreren Mineralien, die in Milchprodukten enthalten sind. Milch und Käse sind zwei wichtige Zinkquellen. Der Großteil des Zinks in diesen Produkten kann von Ihrem Körper aufgenommen werden, da sie einen hohen Anteil an bioverfügbarem Zink enthalten. Protein, Kalzium und Vitamin D gehören zu den weiteren essentiellen Nährstoffen in Milchprodukten, die sich positiv auf die Knochengesundheit auswirken.

7. Eier: Eier können Ihnen dabei helfen, Ihr Tagesziel zu erreichen, da sie eine angemessene Menge Zink enthalten. Zusätzlich zu vielen anderen Nährstoffen wie Eiweiß, guten Fetten, B-Vitaminen, Selen und Cholin liefert ein großes Ei 5–7 % des Tagesbedarfs an Zink.

8. Vollkorn: Zink ist in verschiedenen Vollkornprodukten enthalten, darunter Quinoa, Reis, Hafer und Weizen. Getreidephytate, wie sie beispielsweise in Hülsenfrüchten enthalten sind, binden Zink und verringern die Absorption. Raffiniertes Getreide enthält tendenziell weniger Zink als Vollkorn, das mehr Phytate enthält. Sie sind jedoch weitaus gesünder für Sie. Darüber hinaus sind sie eine ausgezeichnete Quelle für zahlreiche lebenswichtige Mineralien, darunter Magnesium, Eisen, Phosphor, Mangan, Selen, Ballaststoffe und B-Vitamine.

Der Verzehr von Vollkornprodukten wird mit zahlreichen gesundheitlichen Vorteilen in Verbindung gebracht, beispielsweise einem geringeren Risiko für Herzerkrankungen und Typ-2-Diabetes sowie einer längeren Lebensdauer.

9. Bestimmte Gemüsesorten: Obst und Gemüse enthalten normalerweise nicht die höchste Zinkkonzentration. Bestimmte Gemüsesorten können in moderaten Mengen dazu beitragen, Ihren täglichen Bedarf zu decken, insbesondere wenn Sie kein Fleisch essen. Eine große normale Kartoffel hat 14 % des Tageswertes für Frauen. Einige Gemüsesorten wie grüne Bohnen und Grünkohl haben geringere Anteile; Bei Frauen liefern beide Gemüsesorten über 3,5 % des DV.

Trotz seines geringen Zinkgehalts ist Gemüse ein wichtiger Bestandteil einer gesunden Ernährung. Eine gemüsereiche Ernährung wird mit einem geringeren Risiko für Langzeiterkrankungen wie Krebs und Herzerkrankungen in Verbindung gebracht.

10. Dunkle Schokolade: Obwohl sie viel Zucker und Kalorien enthält, enthält dunkle Schokolade eine beachtliche Menge Zink. Es ist ratsam, dunkle Schokolade sparsam zu verzehren und nicht als Hauptbestandteil der Zinkzufuhr.

Zink ist ein lebensnotwendiger Mineralstoff und ausreichend davon zu sich zu nehmen ist entscheidend, um gesund zu bleiben. Eine abwechslungsreiche Ernährung, die reich an Lebensmitteln ist, die gute Zinklieferanten sind, wie Fleisch, Fisch,

Hülsenfrüchte, Samen, Nüsse und Milchprodukte, ist der beste Ansatz, um sicherzustellen, dass Sie ausreichend Zink zu sich nehmen.

Sie können diese köstlichen und einfachen Produkte in Ihre Ernährung integrieren. Wenn Sie befürchten, dass Ihre Ernährung nicht genügend Zink enthält, sollten Sie einen Arzt aufsuchen, um die Möglichkeit der Einnahme eines Nahrungsergänzungsmittels zu prüfen.

Alter	TÄGLICHE EMPFEHLUNG
0-6 Monate	2 mg
7-12 Monate	3 mg
1-3 Jahre	3 mg
4-8 Jahre	5 mg
9-13 Jahre	8 mg
14-18 Jahre	9 mg
19 und darüber hinaus	8 mg
Schwangere Frau	11 mg
Stillende Mutter	12 mg

KAPITEL 4

FÜR FRAUEN SPEZIALISIERTE NÄHRSTOFFE

Aufgrund der physiologischen und hormonellen Unterschiede zwischen Frauen und Männern haben Frauen unterschiedliche Ernährungsbedürfnisse. Um diesen spezifischen Ernährungsbedürfnissen gerecht zu werden, können Frauen einige Mikronährstoffe in ihre Ernährung aufnehmen, um die allgemeine Gesundheit zu fördern und möglicherweise sogar zur Vorbeugung bestimmter Krankheiten beizutragen. Aufgrund der dynamischen und variablen Natur der Ernährungsbedürfnisse von Frauen ist eine gezielte Strategie erforderlich, um optimales Wohlbefinden und Gesundheit zu gewährleisten.

Die Kenntnis und Einbeziehung dieser spezifischen Nährstoffe in die Ernährung einer Frau kann einen großen Unterschied in ihrem allgemeinen Wohlbefinden, ihrer Energie und ihrer Fähigkeit machen, sich von Rückschlägen in ihrem Leben zu erholen.

Zu den Spezialnährstoffen zählen:

A. FOLAT

Folat ist ein B-Vitamin, das natürlicherweise in einigen Lebensmitteln vorkommt und oft als Vitamin B-9 bezeichnet wird. Die Art von Folat, die von Herstellern Vitaminpräparaten und mit

Nährstoffen angereicherten Lebensmitteln zugesetzt wird, wird Folsäure genannt. Junge Frauen entwickeln häufiger eine Folatmangelanämie, und Folat ist neben vielen anderen Vorteilen auch für die Entwicklung roter Blutkörperchen unerlässlich.

Obwohl es einen kleinen Unterschied gibt, wird Folsäure manchmal als Folat bezeichnet. Alle B9-Formen, die natürlicherweise in Lebensmitteln vorkommen, werden als Folat bezeichnet. Zitrusfrüchte, grünes Blattgemüse und Bohnen sind Lebensmittel mit hohem Folsäuregehalt. Dihydrofolat (DHF), Tetrahydrofolat (THF) und 5-Methyltetrahydrofolat (5-MTHF) sind drei verschiedene Formen von Folat.

Folsäure hingegen ist die künstlich hergestellte Variante von Folat. Es wird verpackten Lebensmitteln zugesetzt und in vorgeburtlichen Vitaminen und Nahrungsergänzungsmitteln verwendet. Andere Folsäureformen wie 5-MTHF sind als Nahrungsergänzungsmittel erhältlich und in der Nahrung enthalten. Diese sind jedoch nicht gleichbedeutend mit Folsäure. Die einzige Form von Folsäure, die nachweislich Neuralrohranomalien vorbeugt, ist Folsäure.

Vorteile von Folsäure

Frauen jeden Alters können von den gesundheitlichen Vorteilen von Folsäure profitieren. Es wird für verschiedene Zwecke eingesetzt, wie zum Beispiel:

I.   Vorbeugung von Geburtsanomalien und schwangerschaftsbedingten Schwierigkeiten: Folsäure ist vor und während der Schwangerschaft von entscheidender Bedeutung. Es schützt vor Neuralrohrdefekten, zu denen Erkrankungen wie Anenzephalie und Spina bifida gehören, die das Gehirn und das Rückenmark betreffen. Bevor Sie überhaupt bemerken, dass Sie schwanger sind, zeigen sich diese Mängel bereits in den ersten Wochen nach der Empfängnis. Ärzte raten Frauen, während der gesamten Schwangerschaft Folsäurepräparate einzunehmen, um weitere fetale Anomalien und schwangerschaftsbedingte Probleme zu vermeiden.

ii. Den Anzeichen eines Folatmangels vorbeugen: Wenn Sie nicht genügend Folsäure und Folat zu sich nehmen oder unter einer Erkrankung leiden, die Ihren Körper daran hindert, diese zu verdauen oder zu nutzen, kann es bereits nach wenigen Wochen zu einem Folatmangel kommen. Ohne Folsäure kann Ihr Körper nicht genügend gesunde rote Blutkörperchen produzieren, wodurch das Gewebe Ihres Körpers nicht mit Sauerstoff versorgt wird. Dies könnte zur Entwicklung einer Folsäuremangelanämie führen, die sich in Schwäche und Erschöpfung äußert.

iii. Förderung der Gehirngesundheit: Forscher haben einen niedrigen Folatspiegel mit einer Verschlechterung der Gehirnfunktion und einem höheren Risiko für Demenz in

Verbindung gebracht. Darüber hinaus deuten Untersuchungen darauf hin, dass eine Nahrungsergänzung mit Folsäure bei der Behandlung der Alzheimer-Krankheit helfen, die Symptome einer Depression lindern (in Kombination mit Antidepressiva) und die Gehirnfunktion bei Personen mit geistiger Behinderung verbessern kann.

iv. Verbesserung der Herzgesundheit: Durch die Senkung des Bluthochdrucks und die Verbesserung der Durchblutung kann Folsäure dazu beitragen, das Risiko einer Herzerkrankung zu verringern. Studien zufolge kann die Einnahme von Folsäurepräparaten das Risiko einer Herzerkrankung insgesamt um 4 % und eines Schlaganfalls um 10 % senken.

v. Erhaltung der Gesundheit nach den Wechseljahren: Frauen in den Wechseljahren sollten weiterhin darauf achten, die empfohlene Tagesdosis Folsäure zu sich zu nehmen. Abgesehen von den genannten Vorteilen könnte es Ihr Risiko verringern, an bestimmten Krankheiten wie Dickdarm- und Gebärmutterhalskrebs zu erkranken. Darüber hinaus kann Folsäure zur Vorbeugung von rheumatoider Arthritis und Typ-2-Diabetes beitragen.

Nahrungsquellen für Folate

Nahrungsergänzungsmittel und angereicherte Lebensmittel wie Brot, Weizen, Getreide und Getreide enthalten Folsäure. Es wird häufig auch Vitaminen des B-Komplexes zugesetzt. Natürlich enthalten viele Lebensmittel viel Folat.

Zu den besten Quellen gehören:

- Rinderleber
- Kidneybohnen
- Bohnen und Hülsenfrüchte
- Zitrussäfte
- Eigelb/hartgekochtes Ei
- Angereicherte Brote, Cerealien und andere Getreideprodukte
- Früchte
- Grünes, blättriges Gemüse
- Nüsse und Samen

Tägliche Altersempfehlung

- 0-6 Monate   65 µg DFE
- 7-12 Monate   80 µg DFE
- 1-3 Jahre   150 µg DFE
- 4-8 Jahre   200 µg DFE
- 9-13 Jahre   300 µg DFE
- 14-18 Jahre   400 µg DFE
- 19 und darüber hinaus 400 µg DFE
- Schwangere Frau   400–800 µg DFE
- Stillende Mütter   500 µg DFE

Hinweis: DFE bedeutet Dietary Folate Equivalent

Es ist wichtig, dieses Vitamin täglich einzunehmen, auch wenn Sie nicht beabsichtigen, schwanger zu werden. Ungefähr 50 % der Schwangerschaften sind ungewollt. In den ersten Wochen der Schwangerschaft, bevor viele Frauen überhaupt bemerken, dass sie schwanger sind, ist Folsäure für den heranwachsenden Fötus notwendig.

Folsäure ist nur dann hilfreich, wenn Sie sie täglich einnehmen. Folsäure wird von Ihrem Körper nicht wie andere Vitamine und Hormone gespeichert. Ihr Körper scheidet die restliche Folsäure mit dem Urin aus. Wenn Sie die Einnahme abbrechen, verliert Ihr Körper nach und nach seine Menge an Folsäure.

B. OMEGA-3-FETTSÄUREN

Eine Klasse mehrfach ungesättigter Fettsäuren, bekannt als Omega-3-Fettsäuren, ist für die menschliche Gesundheit aufgrund mehrerer wichtiger Funktionen und Vorteile von entscheidender Bedeutung. Die Entwicklung des Auges, der Nerven und der Membranen hängt von Alpha-Linolensäure (ALA) ab.

Die Bildung von Prostaglandinen, einem hormonähnlichen Material, das häufig bei der Kontrolle von Blutdruck, Entzündungen, neurologischen Prozessen, Hormonproduktion und anderen Körperfunktionen hilft, hängt von den Spiegeln von Eicosapentaensäure (EPA) und Docosahexaensäure (DHA) ab.

Essentielle Fette wie ALA, EPA und DHA werden vom menschlichen Körper nicht produziert und müssen daher über die Nahrung aufgenommen werden. ALA kommt häufig in Nüssen, Leinsamen und pflanzlichen Ölen (z. B. Soja-, Raps- und Leinsamenöl) vor. Während ALA im menschlichen Körper in die langkettigen Fettsäuren DHA und EPA umgewandelt werden kann, ist dieser Prozess begrenzt und braucht Zeit. Daher wird empfohlen, EPA und DHA aus Meeresfrüchten wie fettem Fisch wie Lachs und Thunfisch sowie Schalentieren wie Krabben und Austern zu beziehen.

Auf Omega-3-Fette sollten Sie nicht verzichten. Omega-3-Fettsäuren sind für die Funktion Ihres Körpers unerlässlich und die gesundheitlichen Vorteile überwiegen alle Bedenken hinsichtlich einer Gewichtszunahme. Da Ihr Körper jedoch nicht in der Lage ist, Omega-3 zu produzieren, müssen Sie Lebensmittel mit hohem Fettsäuregehalt wie Lachs, Walnüsse und Leinsamen zu sich nehmen. Omega-3 senkt im Allgemeinen das Risiko von Krebs und Herzerkrankungen. Frauen profitieren stärker von Omega-3, da es vor Krankheiten wie rheumatoider Arthritis, Osteoporose und Menstruationsbeschwerden schützt, die nur bei Frauen auftreten.

Vorteile von Omega-3-Fettsäuren

Die größte gesundheitliche Wirkung von Omega-3-Fettsäuren ist mit der Herzgesundheit verbunden. Dazu gehört die Senkung des Blutdrucks, der Blutfettwerte und der Geschwindigkeit, mit der unsere Arterien verstopfen. Es hilft auch, einen normalen Herzrhythmus aufrechtzuerhalten. Neben diesen allgemeinen gesundheitlichen Vorteilen profitieren Frauen aus folgenden Gründen besonders von Omega-3:

1. Es hilft bei der Vorbeugung von Osteoporose

Osteoporose tritt bei Frauen häufiger auf als bei Männern, insbesondere nach der Menopause, wenn der Östrogenspiegel sinkt. Studien haben gezeigt, dass Omega-3-Fettsäuren die Knochenmineraldichte verbessern können; In einer Studie wurde sogar die Hypothese aufgestellt, dass die Einnahme von Kalziumpräparaten diesen Vorteil verstärken könnte. Um die langfristigen gesundheitlichen Vorteile von Omega-3-Fettsäuren herauszufinden, wäre eine höherkarätige, groß angelegte Studie hilfreich, da die therapeutische Dosierung von Fischöl, um eine solche Wirkung zu erzielen, noch unbekannt ist.

2. Es unterstützt Ihre fröhliche Einstellung.

Darüber hinaus kann Omega-3 Depressionen vorbeugen. In jüngsten Untersuchungen wurde gezeigt, dass Omega-3-Nahrungsergänzungsmittel bei schweren depressiven Erkrankungen, jedoch nicht bei Angststörungen, von Nutzen sind. Dennoch glauben Wissenschaftler, dass weitere groß angelegte, sorgfältig überwachte Studien erforderlich sind, um die ideale Dosierung und die langfristigen Vorteile des Einsatzes von Omega-3 bei der Behandlung von Depressionen zu ermitteln.

3. Es hilft, Menstruationsbeschwerden zu reduzieren.

Die Mehrzahl der Frauen litt vermutlich unter monatlichen Menstruationsbeschwerden und Schmerzen im Unterleib; Diese als Dysmenorrhoe bezeichnete Erkrankung wird typischerweise durch eine starke Kontraktion der Gebärmutter als Reaktion auf Prostaglandine hervorgerufen.

Aufgrund ihrer entzündungshemmenden Eigenschaften könnten Omega-3-Fettsäuren laut randomisierten kontrollierten Studien bei der Linderung von Menstruationsschmerzen hilfreich sein. Eine Studie ergab außerdem, dass die Ergänzung mit Omega-3-Fettsäuren den Bedarf an Ibuprofen, einem typischen Analgetikum, verringerte.

4. Es lindert Beschwerden bei rheumatoider Arthritis.

Im Vergleich zu Männern entwickeln Frauen zwei- bis dreimal häufiger eine rheumatoide Arthritis (RA), die sich typischerweise im mittleren Lebensalter manifestiert. Wenn das körpereigene Immunsystem an verschiedenen Stellen die Gelenkschleimhaut angreift, kann es zu rheumatoider Arthritis kommen, die durch Schmerzen und Entzündungen gekennzeichnet ist.

Systematische Untersuchungen deuten darauf hin, dass Fischölergänzungen aufgrund ihrer entzündungshemmenden Eigenschaften und der daraus resultierenden Verringerung des Bedarfs an NSAIDs dazu beitragen können, Morgensteifheit, Beschwerden und Schwellungen in den Gelenken zu lindern. Es bedarf jedoch weiterer Forschung, da derzeit unklar ist, wie viel EPA und DHA benötigt werden, um eine solche entzündungshemmende Wirkung zu erzielen.

5. Könnte die Augengesundheit verbessern

Omega-3-Fettsäure (DHA) ist einer der grundlegenden Strukturbestandteile Ihrer Netzhaut. Es könnte bei der Vorbeugung von Makuladegeneration helfen, einer Erkrankung, die zu Blindheit und Sehbehinderung führen kann.

6. Kann die Gehirnfunktion beim Fötus und in der frühen Kindheit verbessern.

Die Entwicklung und das Wachstum des Gehirns von Säuglingen hängen stark von Omega-3-Fettsäuren ab. Die Entwicklung Ihres Kindes hängt von der ausreichenden Versorgung mit Omega-3-Fettsäuren während der Schwangerschaft und in den ersten Lebensjahren ab. Eine Nahrungsergänzung mit Omega-3-Fettsäuren wird mit einer besseren kognitiven Entwicklung und einem geringeren Risiko von Entwicklungsverzögerungen in Verbindung gebracht.

7. Kann die Symptome des metabolischen Syndroms lindern

Das metabolische Syndrom ist eine Gruppe verwandter Erkrankungen. Dazu gehören niedrige HDL-Cholesterinwerte (gutes Cholesterin), Bluthochdruck, hohe Triglyceride, hoher Blutzucker und zentrale Fettleibigkeit, die manchmal auch als Bauchfett bezeichnet wird. Da es das Risiko für zahlreiche andere Krankheiten wie Diabetes und Herzerkrankungen erhöht, stellt es ein ernstes Problem für die öffentliche Gesundheit dar. Menschen mit metabolischem Syndrom können auf verschiedene Weise von Omega-3-Fettsäuren profitieren. Sie können Entzündungen lindern, den Blutzuckerspiegel erhöhen und verschiedene Risikofaktoren für Herzerkrankungen erhöhen.

8. Könnte Entzündungen lindern

Ihr Körper reagiert auf Krankheiten und Verletzungen auf natürliche Weise mit einer Entzündung. Daher ist es für Ihr Wohlbefinden unerlässlich. Doch selbst wenn keine Infektion oder Schädigung vorliegt, kann eine Entzündung gelegentlich sehr lange anhalten. Wir bezeichnen dies als chronische oder anhaltende Entzündung. Chronische Entzündungen sind ein Faktor bei fast allen chronischen Krankheiten, wie zum Beispiel Krebs und Herzerkrankungen. Insbesondere kann die Bildung von Chemikalien und Substanzen, die mit Entzündungen einhergehen, wie entzündungsfördernde Eicosanoide und Zytokine, durch Omega-3-Fettsäuren verringert werden.

9. Könnte bei der Krebsvorbeugung helfen

Eine der Haupttodesursachen in den USA ist Krebs, und es wird seit langem angenommen, dass Omega-3-Fettsäuren das Risiko für die Entwicklung verschiedener Arten von Krankheiten senken. Laut einigen älteren Untersuchungen wurde die höchste Omega-3-Nahrungsaufnahme mit einer 55-prozentigen Reduzierung der Darmkrebsinzidenz in Verbindung gebracht. Darüber hinaus haben mehrere frühere Untersuchungen gezeigt, dass der Verzehr von Omega-3-Fettsäuren das Risiko für Brust- und Prostatakrebs senkt.

10. Könnte die Entspannung verbessern

Einer der Grundpfeiler einer optimalen Gesundheit ist ausreichend Schlaf. Schlafmangel wird mit verschiedenen Krankheiten wie Depressionen, Diabetes und Fettleibigkeit in Verbindung gebracht. Studien zufolge kann die Einnahme eines Omega-3-Nahrungsergänzungsmittels vor Schlafstörungen schützen und mehrere Elemente des Schlafes verbessern.

11. Kann zur Erhaltung einer gesunden Haut beitragen

Das Strukturelement Ihrer Haut ist DHA. Es ist für die Aufrechterhaltung der Festigkeit der Zellmembranen verantwortlich, die einen erheblichen Teil Ihrer Haut ausmachen. Darüber hinaus hilft EPA Ihrer Haut auf verschiedene Weise, z. B. indem es eine Hyperkeratinisierung der Haarfollikel vermeidet, die zu kleinen roten Knötchen an Ihren Oberarmen führt, eine vorzeitige Hautalterung verhindert und Ihr Aknerisiko senkt.

Bedenken Sie jedoch, dass dies nicht bedeutet, dass Sie auf Sonnenschutzmittel zugunsten von Omega-3-Nahrungsergänzungsmitteln verzichten sollten.

Quellen für Omega-3-Fettsäuren

Sofern kein Arzt die Einnahme von Nahrungsergänzungsmitteln empfiehlt, ist die Nahrungsaufnahme in der Regel die beste Methode zur Nährstoffaufnahme.

Omega-3 kann von Tieren auf folgende Weise gewonnen werden:

- ☐ Fettiger Fisch (Sardinen, Thunfisch und Lachs).
- ☐ Mehr Meeresfrüchte, darunter Garnelen und Austern,
- ☐ Eier, insbesondere solche, die mit Omega-3 angereichert sind
- ☐ Fischleberöle, wie z. B. Lebertran

Omega-3-Ersatzstoffe auf pflanzlicher Basis.

- ☐ Chiasamen
- ☐ Rapsöl
- ☐ Ich bin Öl
- ☐ Walnüsse
- ☐ Leinsamen
- ☐ Kidneybohnen

Die meisten Menschen können ihren empfohlenen Tagesbedarf an Omega-3-Fettsäuren über ihre Ernährung decken. Obwohl eine erhöhte Zufuhr von Omega-3-Fettsäuren und Fischöl einige gesundheitliche Vorteile mit sich bringen kann, ist es im Allgemeinen besser, sich nährstoffreich zu ernähren. Um sicherzustellen, dass die Einnahme von Nahrungsergänzungsmitteln sicher ist, sollte jeder, der darüber nachdenkt, zunächst mit einem Arzt sprechen.

C. ANTIOXIDANTIEN

Antioxidantien sind Verbindungen, die Ihren Körper vor den schädlichen Auswirkungen freier Radikale, bei denen es sich um instabile Moleküle handelt, schützen. Wenn Elektronen, bei denen es sich um geladene Teilchen handelt, Atomen in Ihrem Körper hinzugefügt oder von ihnen entfernt werden, entstehen freie Radikale.

Nicht alle freien Radikale sind schädlich. Sie sind für zahlreiche biologische Prozesse, beispielsweise die Zellteilung, von entscheidender Bedeutung. Darüber hinaus unterstützen sie die Kommunikation zwischen Zellen und unterstützen den Körper bei der Abwehr von Infektionen.

Ein Überschuss an freien Radikalen kann jedoch die Zellen im gesamten Körper stark schädigen. Diabetes, Bluthochdruck, Herzerkrankungen und Krebs können dadurch verschlimmert werden.

Tatsächlich bezieht sich der Begriff „Antioxidans" auf die kollektiven Eigenschaften einer Vielzahl von Chemikalien. Antioxidantien werden oft als eine einzige Kategorie diskutiert, aber in Wirklichkeit gehören sie zu einer großen Familie. Zu den Antioxidantien gehören Beta-Carotin, Vitamin C, Vitamin E und Vitamin A. Es gibt zahlreiche weitere, jedes mit besonderen Vorteilen. Jeder kann mit anderen kommunizieren und eine spezifische Rolle dabei spielen, das optimale Funktionieren des Körpers zu erleichtern.

Antioxidantien sind nicht austauschbar; Jeder hat einen bestimmten Zweck. Aus diesem Grund ist eine abwechslungsreiche Ernährung wichtig.

Vorteile von Antioxidantien für die Gesundheit

Eine Substanz, die die Oxidation verhindert, wird als Antioxidans bezeichnet. Es gibt zahlreiche Lebensmittel mit einem hohen Gehalt an Antioxidantien, von Kürbis bis hin zu Blaubeeren und darüber hinaus. Antioxidantien verhindern oder verringern oxidative Schäden, indem sie freie Radikale aus Körperzellen abfangen. Zu den Vorteilen von Antioxidantien gehören:

1. Sie beseitigen oxidativen Stress

Oxidativer Stress, eine Art physiologischer Stress, wird durch ein Ungleichgewicht zwischen der Erzeugung und dem Aufbau sauerstoffreaktiver Spezies in Zellen und Gewebe verursacht. Studien deuten darauf hin, dass oxidativer Stress eine Rolle bei der

Entstehung von Erkrankungen wie Diabetes, Krebs, metabolischen Syndromen, Arteriosklerose und Herz-Kreislauf-Erkrankungen spielen könnte. Sie können oxidativen Stress durch den Verzehr von Antioxidantien vermeiden, was Ihnen dabei helfen kann, in vielen Bereichen Ihrer Gesundheit Erfolg zu haben.

2. Sie helfen bei der Vorbeugung von Krankheiten

Oxidativer Stress ist mit dem Potenzial der meisten Antioxidantien zur Vorbeugung von Krankheiten verbunden. Studien zeigen, dass Antioxidantien zur Aufrechterhaltung einer regelmäßigen Zellaktivität beitragen und durch die Verringerung des oxidativen Stresses einen weiteren Schutz vor Krankheiten bieten können. In zahlreichen Fällen wurden Antioxidantien mit einem verringerten Auftreten von Stoffwechselstörungen, Krebs, Tumoren, Diabetes, Arteriosklerose und Herz-Kreislauf-Erkrankungen in Verbindung gebracht.

3. Sie tragen zum Wohlbefinden der Augen bei

Wenn Sie die Menge an Lebensmitteln mit hohem Antioxidantiengehalt in Ihrer Ernährung erhöhen, kann das Risiko für die Entwicklung von Katarakten und altersbedingter Makuladegeneration, zwei schwerwiegenden Augenerkrankungen, erheblich verringert werden.

Es wurde festgestellt, dass Antioxidantien möglicherweise das Fortschreiten der altersbedingten Makuladegeneration verzögern. Diese Eigenschaften sind auch für Beta-Carotin und Vitamin E weithin anerkannt.

4. Sie unterstützen die Gehirnaktivität

Wussten Sie, dass das Gehirn anfälliger für Schäden durch freie Radikale ist als die meisten anderen Körpersysteme, da es aufgrund seiner von Natur aus hohen Stoffwechselaktivität viel Sauerstoff für seine normale Funktion verbraucht? Der Konsum von Antioxidantien ist eine der wichtigsten Möglichkeiten, Ihr Gehirn vor diesem Angriff zu schützen. Insbesondere Antioxidantien können möglicherweise Gedächtnisverlust und andere Arten von kognitivem Verfall verhindern. All dies steht im Zusammenhang mit oxidativem Stress, der mit Gedächtnisverlust, kognitivem Verfall und der Alzheimer-Krankheit in Verbindung gebracht wird.

5. Sie können zur Verbesserung der psychischen Gesundheit beitragen

Trotz der Unterschiede zwischen beiden können Antioxidantien sowohl der geistigen als auch der Gehirngesundheit zugute kommen. Untersuchungen zufolge ist oxidativer Stress häufig mit Angst und Traurigkeit verbunden. Eine ausgewogene Ernährung mit einem hohen Anteil an Antioxidantien gehört zu den Anpassungen des Lebensstils, die für viele Menschen sehr vorteilhaft sein können, auch wenn sie keinen Ersatz für geeignete Medikamente oder Therapien für die psychische Gesundheit darstellen.

6. Kann Entzündungen minimieren

Ihre weißen Blutkörperchen nutzen Entzündungen als Abwehrmechanismus gegen äußere Krankheiten wie Keime. Das bedeutet jedoch nicht, dass es immer praktisch oder erforderlich ist.

Gelenk- und Muskelschmerzen sowie Kopfschmerzen sind einige Anzeichen, die auf eine Entzündung hinweisen können. Antioxidantien haben einen sehr einfachen Wirkmechanismus: Indem sie Zellen vor Schäden schützen, können sie unerwünschte Entzündungsreaktionen stoppen, bevor sie beginnen.

7. Sie erleichtern die Prozesse des gesunden Alterns.

Es ist an der Zeit, mit den Mythen aufzuräumen, die behaupten, dass eine antioxidantienreiche Ernährung den Alterungsprozess stoppen, verzögern oder sogar umkehren kann. Nichts hat die wissenschaftliche Fähigkeit, den Alterungsprozess zu stoppen. Andererseits deuten Daten darauf hin, dass Antioxidantien einen normalen Alterungsprozess fördern können. Antioxidantien können dazu beitragen, den Körper auch im Alter gesund und aktiv zu halten. Sie helfen bei allen geistigen Funktionen wie der Vorbeugung von Alzheimer und der Verbesserung des Gedächtnisses bis hin zur allgemeinen Vorbeugung von Krankheiten (und tragen sogar zur Stärkung unserer Knochen bei).

8. Sie können die Hauthygiene aufrechterhalten

Sowohl innerlich als auch äußerlich haben Antioxidantien das Potenzial, ein gesundes Altern zu fördern. Antioxidantien können die Haut zusätzlich schützen, indem sie im Kampf gegen Schäden durch freie Radikale helfen. Antioxidantien können vor UV-Sonnenschäden schützen, die zu vorzeitiger Hautalterung und Falten führen, und außerdem Entzündungen vorbeugen, die dazu beitragen können, Rötungen, Schwellungen und vorzeitige Hautalterung zu vermeiden.

Vitamin C ist eines der am häufigsten verwendeten und wirksamsten Antioxidantien für die Hautpflege. Vitamin C unterstützt nicht nur die Kollagensynthese, sondern kann auch dazu beitragen, Verfärbungen umzukehren und zu verhindern.

9. Sie tragen zu einem gesunden Darmmikrobiom bei

Der Zustand Ihres Darms kann Auswirkungen auf Ihren gesamten Körper haben. Ihr Darmmikrobiom kann alles beeinflussen, von Ihrer Haut bis hin zu Ihrem geistigen Wohlbefinden. Studien deuten darauf hin, dass Antioxidantien den oxidativen Stress im Darm senken können, indem sie die Artenzusammensetzung hilfreicher Mikroorganismen im Darm verändern. Dadurch kann Ihre Darmgesundheit von einer soliden und ausgewogenen Grundlage profitieren. Antioxidantien können dazu beitragen, dass Sie sich von innen heraus besser fühlen, und sind nur ein Bestandteil einer gesunden, ausgewogenen Ernährung.

Nahrungsquellen für Antioxidantien

Antioxidative Vitamine und Mineralien sind in unterschiedlichen Mengen in verschiedenen Lebensmitteln enthalten. Antioxidantien kommen in der pflanzlichen Ernährung typischerweise weitaus häufiger vor als in Fleisch. Antioxidantien sind nicht nur in Obst und Gemüse enthalten. Nüsse, Kaffee und sogar Schokolade enthalten sie. Auch zahlreiche Gewürze und Kräuter haben einen hohen Stellenwert.

Herzkrankheiten, Krebs und Sehverlust sind nur einige der Krankheiten, die mit freien Radikalen in Verbindung gebracht werden; Dies bedeutet jedoch nicht, dass der Verzehr von mehr Antioxidantien diese Krankheiten verhindern kann. Künstliche Antioxidantienquellen können das Risiko erhöhen, bestimmte Gesundheitsprobleme zu entwickeln.

Daher ist es wichtig, nach natürlichen Antioxidantienquellen zu suchen, beispielsweise durch eine ausgewogene Ernährung.

Darüber hinaus ist es für jeden, der darüber nachdenkt, antioxidative Nahrungsergänzungsmittel zu verwenden, ratsam, zunächst einen Arzt aufzusuchen.

KAPITEL 5

HORMALE GESUNDHEIT UND ERNÄHRUNG

Das allgemeine Wohlbefinden der Menschen hängt stark von ihrer hormonellen Gesundheit ab, und einer der wichtigsten Faktoren, die das hormonelle Gleichgewicht beeinflussen, ist die Ernährung. Hormone fungieren als Botenstoffe und steuern eine Reihe physiologischer Funktionen, darunter Stimmung und Stoffwechsel. Frauen unterliegen während der Menstruation, Schwangerschaft und Menopause naturgemäß hormonellen Veränderungen, was den Einfluss von Ernährungsentscheidungen erhöht.

Um die hormonelle Gesundheit zu stärken, ist eine nährstoffreiche und ausgewogene Ernährung unerlässlich. Eine Vielzahl vollwertiger Mahlzeiten wie Obst, Gemüse, mageres Fleisch und gesunde Fette unterstützen den Hormonhaushalt und das allgemeine Wohlbefinden. Frauen sind besser in der Lage, fundierte Ernährungsentscheidungen für ein ausgewogenes und gesundes Leben zu treffen, wenn sie sich des komplexen Zusammenhangs zwischen Ernährung und hormoneller Gesundheit bewusst sind.

Der Einfluss von Nahrungsmitteln auf Hormone

Der menschliche Körper enthält etwa 200 verschiedene Hormone. Dabei handelt es sich um chemische Botenstoffe, die verschiedene Körperfunktionen regulieren, darunter Immunität, Menstruation, Fortpflanzung und Stoffwechsel.

Einige Lebensmittel können uns die Nährstoffe liefern, die wir benötigen, um unserem Körper bei der Hormonproduktion zu helfen.

Nährstoffe aus der Nahrung sind unter anderem für die Herstellung, den Stoffwechsel und die Entgiftung von Hormonen notwendig. Daher kann unser Hormonhaushalt leiden, wenn wir nicht genügend der richtigen, nährstoffreichen Lebensmittel zu uns nehmen.

Frauen sind in jeder Lebensphase von hormonellen Schwankungen betroffen, und die Erfahrungen jeder Person sind zweifellos einzigartig. Studien haben gezeigt, dass eine pflanzliche Ernährung mehrere biologische und gesundheitliche Vorteile hat. Es wurde festgestellt, dass funktionelle Mahlzeiten und Nahrungsergänzungsmittel das Risiko für die Entwicklung chronischer Krankheiten wie Typ-2-Diabetes, Fettleibigkeit,

Herzerkrankungen, Schlaganfall, neurologische Erkrankungen und einige Krebsarten senken.

Es besteht weiterhin kein Konsens darüber, was und wie man isst, obwohl eine ausgewogene Ernährung erhebliche Auswirkungen auf zahlreiche Hormonsysteme und Aspekte der menschlichen Gesundheit hat.

Eine falsche Ernährung und ein bewegungsarmer Lebensstil können zu Entzündungen führen, die wiederum Krankheiten verursachen können. Andere ernährungsbedingte Faktoren, die dazu beitragen können, sind Nahrungsmittelallergien, Fettleibigkeit und Übergewicht, unregelmäßiger Schlafrhythmus, Verdauungsprobleme und mehr.

Der beste Weg, Nährstoffe zu sich zu nehmen, ist die Vollwertkost. Vitaminpräparate können jedoch bei möglichen Mikronährstoffdefiziten im Zusammenhang mit der Wiederherstellung des Hormongleichgewichts helfen. Zu den wichtigen Nährstoffen, die einen erheblichen Einfluss auf wichtige Stoffwechselprozesse haben, gehören Vitamin D, Magnesium und B-Vitamine. Magnesium unterstützt nicht nur gesunde Muskeln, sondern auch Schilddrüsen- und Östrogenprozesse. Die Synthese unserer lebenswichtigen Hormone, einschließlich Progesteron und Östrogen, und die Regulierung der Knochengesundheit hängen von

Vitamin D ab. Folglich sind Frauen mit Fortpflanzungsschwierigkeiten möglicherweise anfälliger für Mängel und würden von der Einnahme von Nahrungsergänzungsmitteln profitieren. Darüber hinaus spielen B-Vitamine eine entscheidende Rolle bei der Energieproduktion, was sich positiv auf die Fortpflanzungsergebnisse auswirkt. Darüber hinaus deuten Untersuchungen darauf hin, dass die Einnahme eines Vitamin-B6-Ergänzungsmittels bei prämenstruellen Symptomen helfen kann.

Nehmen Sie zu jeder Mahlzeit hochwertiges Protein zu sich: Aminosäuren, die Bausteine weiblicher Hormone, die die reproduktive Gesundheit unterstützen und Menstruation, Stimmung und Fruchtbarkeit steuern, sind die Bestandteile des Proteins. Untersuchungen zeigen, dass der Verzehr von mehr Protein den Hormonspiegel erhöht, der uns satt macht, und die Wirkung von Hormonen verringert, die uns hungrig machen.

Darüber hinaus unterstützt dieser Makronährstoff die Aufrechterhaltung eines gesunden Körpergewichts und hilft, den Blutzucker auszugleichen. Darüber hinaus sorgt Protein für ein ausgewogenes und vielfältiges Darmmikrobiom. Ein gesunder Darm kontrolliert das Sättigungsgefühl und die Insulinresistenz, was wiederum zum Gleichgewicht der Hormone beiträgt.

Um die Hormonregulierung zu unterstützen, sollten Sie den ganzen Tag über Proteinquellen in alle Ihre Mahlzeiten und Snacks einbeziehen. Fisch, Huhn, Rindfleisch und Milchprodukte sind Beispiele für tierische Proteinquellen, die alle neun essentiellen Aminosäuren liefern. Zu den zahlreichen pflanzlichen Quellen für vollständige Proteine gehören Tempeh, Quinoa, Hanfsamen, Chiasamen, Tofu, Edamame, Nährhefe, Buchweizen und Spirulina. Um ein vollständiges Pflanzenprotein zu erhalten, das alle neun notwendigen Aminosäuren enthält, kombinieren Sie Bohnen, Nüsse und Samen. Ein Teller Quinoa oder Buchweizen zum Mittagessen, ein paar Eier zum Frühstück oder eine Portion Lachs zum Abendessen sind gute Möglichkeiten, den Proteinanteil in Ihrer Ernährung zu erhöhen. Ein einfacher, proteinreicher Snack ist griechischer Joghurt, Hummus, Hüttenkäse oder eine Handvoll Nüsse.

Beschränkung der Verwendung von zugesetztem Zucker: Viele der negativen Auswirkungen, die zusätzlicher Zucker auf unseren Organismus hat, sind Ihnen vielleicht bereits bekannt. Die Hormonkontrolle ist ein weiterer Bereich, in dem zugesetzter Zucker eine Rolle spielt. Das Hormon Insulin erleichtert dem Körper die Nutzung von Zucker als Brennstoff. Die Einnahme übermäßiger Mengen an zugesetztem Zucker kann jedoch dazu führen, dass unser Körper übermäßig viel Insulin verbraucht, was zu einer Insulinresistenz führen kann. Frauen mit polyzystischem

Ovarialsyndrom (PCOS) leiden häufig an einer Insulinresistenz, da Insulin den Zucker in ihrem Blutkreislauf nicht richtig verstoffwechseln kann, was ihr Risiko für Typ-2-Diabetes erhöht. Untersuchungen zufolge wird außerdem bei über 50 % der Frauen mit PCOS im Alter von 40 Jahren Typ-2-Diabetes diagnostiziert. Daher müssen Frauen mit PCOS auf ihre Ernährung achten und auf zugesetzten Zucker verzichten.

Sie können Ihren süßen Bedarf auf vielfältige Weise stillen, ohne raffinierten Zucker zu verwenden.

Ein wunderbares Gewürz, das Ihnen einen angenehmen Duft verleiht, ist Zimt. Es passt wunderbar zu ungesüßter Apfelsauce und ergibt ein Dessert ohne schlechtes Gewissen. Beim Backen können natürliche Süßstoffe wie Bananen, Datteln und Apfelmus dazu beitragen, die Süße zu steigern, ohne den Blutzuckerspiegel zu erhöhen. Eine weitere einfache Möglichkeit, einen natürlichen Süßstoff herzustellen, besteht darin, einfach Wasser und Dattelscheiben zu mischen. Diese Methoden funktionieren zwar gut für die Zubereitung von Süßigkeiten ohne den Einsatz von raffiniertem Zucker, doch Mäßigung ist unerlässlich, da Lebensmittel bereits natürlichen Zucker enthalten.

Denken Sie daran, dass Vitaminpräparate nicht als Komplettlösung oder Alternative zur Hormonregulierung gedacht sind; Vielmehr sollten sie genutzt werden, um Ihre Reise zu unterstützen.

Für Empfehlungen und spezifische Anforderungen wenden Sie sich bitte an Ihren Arzt und registrierten Ernährungsberater.

UNTERSTÜTZUNG DES MENSTRUATIONSZYKLUS

Abgesehen davon, dass sie die Empfängnis erleichtern, beeinflussen hormonelle Schwankungen, die während des Menstruationszyklus einer Frau auftreten, zahlreiche andere Aspekte ihrer Gesundheit und ihres Wohlbefindens, wie z. B. die Verdauung, die Energieproduktion, die Stimmungs- und Emotionskontrolle, den Stoffwechsel und die Libido.

Zu wissen, wie man einen gesunden Menstruationszyklus fördert, ist für Frauen von entscheidender Bedeutung, da nahezu 50 % der Frauen weltweit irgendwann in ihrem Leben PMS-bedingte Symptome haben und allein in den USA etwa jede Vierte mit Unfruchtbarkeit zu kämpfen hat.

Obwohl ein Menstruationszyklus im Durchschnitt 28 Tage dauert, kann der Zyklus jeder Frau unterschiedlich lang sein und zwischen 21 und 35 Tagen liegen. Die Anzahl der Tage vom Beginn eines Menstruationszyklus bis zum ersten Tag des darauffolgenden Menstruationszyklus ist die Berechnungsmethode für Ihren Menstruationszyklus.

Durch Hormonschwankungen treten vier Phasen des Menstruationszyklus auf: die Lutealphase, der Eisprung, die Follikelphase und die Menstruation.

- **Menstruation:** Die Menstruationsphase dauert normalerweise drei bis sieben Tage und wird durch den Beginn Ihrer Menstruation identifiziert. Frauen erleben außerdem einen Anstieg der Prostaglandine, das sind Moleküle, die Entzündungen verursachen, die beim Abstoßen der Gebärmutterschleimhaut zu Krämpfen und Beschwerden führen können, zusätzlich zu einer Verringerung der weiblichen Sexualhormone.

Zu den Menstruationsbeschwerden können bei manchen Frauen Blähungen, Beschwerden im unteren Rückenbereich, Erschöpfung, Krämpfe und Reizbarkeit gehören. Wenn diese Symptome extrem sind, könnte dies ein Zeichen für ein hormonelles Ungleichgewicht oder zugrunde liegende Gesundheitsprobleme sein. Diese Empfindungen sollten mild sein.

- **Follikelphase:** Statistisch gesehen dauert die Follikelphase 10–16 Tage und beginnt am ersten Tag Ihrer Periode, der mit der Menstruation zusammenfällt. Östrogen und Gehirnchemikalien wie Dopamin und Serotonin beginnen in dieser Phase wieder anzusteigen, was einer Frau ihre Energie zurückgibt und ihre Vitalität und Stimmung verbessert.

Während des Follikelstadiums schüttet der Körper auch FSH (follikelstimulierendes Hormon) aus, das die Eierstöcke dazu veranlasst, Follikel zu produzieren, die Eier enthalten. Im darauffolgenden Stadium, dem sogenannten Eisprung, entwickelt sich eine dieser Eizellen und wird freigesetzt.

• **Ovulation:** Die Hypophyse in Ihrem Gehirn produziert als Reaktion auf steigende Östrogenspiegel in der Follikelphase das luteinisierende Hormon (LH), das den Eisprung auslöst. Am 14. Tag eines 28-Tage-Zyklus findet normalerweise der Eisprung statt und dauert etwa 24 Stunden.

• **Die Lutealphase:** Nach dem Eisprung verwandelt sich der entwickelte Follikel, der seine Eizelle abgegeben hat, in den Gelbkörper, ein Organ, das für die Produktion von Progesteron verantwortlich ist. In diesem Stadium erreicht Progesteron seinen Höhepunkt. Um die Schwangerschaft zu fördern, muss der Progesteronspiegel während der Schwangerschaft hoch bleiben, wenn die beim Eisprung produzierte Eizelle befruchtet wird. Wenn die Eizelle nicht befruchtet wird, beginnt der Progesteronspiegel später in der Lutealphase abzunehmen, was zum Einsetzen Ihrer Periode führt. Im Durchschnitt umfasst ein Menstruationszyklus 14 Tage in der Lutealphase.

Typischerweise kommt es von Zyklus zu Zyklus zu ein- oder zweitägigen Veränderungen. Die meisten Menschen halten diese

Abweichungen für normal. Plötzliche Schwankungen in der Dauer Ihres Zyklus, z. B. ein Schwanken von vier Tagen oder länger oder das vollständige Ausbleiben der Periode, können darauf hindeuten, dass Sie sich mit möglichen zugrunde liegenden medizinischen Problemen befassen sollten.

Die Dauer Ihres Zyklus kann abhängig von mehreren Faktoren variieren, darunter Ernährung, Aktivität, Stress und Umweltfaktoren, die Östrogen und Progesteron beeinflussen.

ERNÄHRUNG UND MENSTRUATION

Wenn es darum geht, wie sich die Ernährung auf die Menstruation auswirkt, gibt es einiges zu bedenken. Ein entscheidender Faktor, der berücksichtigt werden muss, ist die allgemeine Qualität der Ernährung. Das prämenstruelle Syndrom wird mit einer entzündlichen Ernährung in Verbindung gebracht, beispielsweise mit einer Ernährung mit hohem Anteil an verarbeiteten Lebensmitteln, Zucker und Zusatzstoffen (PMS).

Aufgrund der Art und Weise, wie Entzündungen die Hormone beeinflussen, wird sie auch mit Schwankungen in der Zyklusdauer in Verbindung gebracht. Letztendlich kann sich Ihre Ernährung je nach Ihren Entscheidungen günstig oder ungünstig auf Ihren Menstruationszyklus auswirken.

Wenn eine Frau ihren Grundernährungs- und Kalorienbedarf aufgrund ihrer Stoffwechselrate und ihres Aktivitätsniveaus dauerhaft nicht decken kann, kann eine chronische Diät mit Kalorieneinschränkung ein Stressfaktor sein, der sich auf den Eisprung und die Zyklusdauer auswirkt.

Darüber hinaus kann ein Mangel an Makronährstoffgruppen (Protein, Fett oder Kohlenhydrate) oder Mikronährstoffgruppen (Vitamine, Mineralien) die Hormonsynthese und den Stoffwechsel beeinträchtigen, was wiederum Auswirkungen auf den Menstruationszyklus haben kann.

So unterstützen Sie einen gesunden Menstruationszyklus

Durch Ernährungsumstellungen, Anpassungen des Lebensstils und Nahrungsergänzung kann die Häufigkeit von PMS-bedingten Symptomen verringert und ein gesunder Menstruationszyklus gefördert werden.

Ernährungsunterstützung für einen harmonischen Menstruationszyklus

Ein wunderbarer Ausgangspunkt ist eine entzündungshemmende Diät, die dem Kalorienbedarf jeder Frau entspricht und reich an Vitaminen und Mineralstoffen (einschließlich Zink und Vitamin

D) ist. Um eine vielfältige Makro- und Mikronährstoffaufnahme sicherzustellen, die für die Hormonentwicklung und einen gesunden Menstruationszyklus erforderlich ist, bereiten Sie eine Mahlzeit mit ausreichend Eiweiß, gesunden Fetten und Ballaststoffen zu.

Eine abwechslungsreiche Ernährung mit Schwerpunkt auf hochwertigen Lebensmitteln wird mit einer vielfältigeren und gesünderen Darmflora in Verbindung gebracht, was Auswirkungen auf die Gesundheit des Menstruationszyklus haben kann.

Im Folgenden finden Sie einige Lebensmittel für einen gesunden Menstruationszyklus:

- Avocado, Olivenöl und andere Fette, die Entzündungen reduzieren

- Kreuzblütler (Brokkoli, Kohl usw.)

- Küchenkräuter, die Entzündungen lindern (Kurkuma, Ingwer)

- Ballaststoffreiche Kohlenhydrate (Beeren, Wurzelgemüse, Kartoffeln)

- Hochwertige tierische Proteine (Fisch, grasgefüttertes Fleisch, Bio-Hühner und Truthahn)

- Essen Sie Lebensmittel mit einem hohen Anteil an Probiotika, um die Entwicklung eines gesunden Darmmikrobioms zu unterstützen, das für die Regulierung des Östrogenspiegels im Körper und die Verstoffwechselung von überschüssigem Östrogen unerlässlich ist.

MINERALIEN UND VITAMINE FÜR EINEN RICHTIGEN

Menstruationszyklus

Bestimmte Vitamine und Mineralstoffe spielen eine große Rolle im Menstruationszyklus einer Frau. Unter ihnen sind:

Vitamin-D: Ein niedriger Vitamin-D-Spiegel wird mit unregelmäßigen Menstruationszyklen und Unfruchtbarkeit in Verbindung gebracht. Für die Bildung von Hormonen sind ausreichende Mengen erforderlich.

Magnesium: Magnesium ist für die Produktion von Schilddrüsen- und Sexualhormonen unerlässlich und kann helfen, PMS-bedingte Krämpfe und Schmerzen sowie Migräne zu lindern.

Zink: Zink ist ein notwendiger Mineralstoff für die Produktion von Hormonen und den Eisprung. Es fördert auch einen regelmäßigen Menstruationszyklus und kann PMS-Symptome lindern.

Omega-6-Fischöl: Die Entzündungsreduzierung hilft bei der Reduzierung der PMS-Symptome und der Aufrechterhaltung des

Zyklus. Eine Studie ergab, dass Fischölpräparate bei der Behandlung von Menstruationsbeschwerden besser wirken als Ibuprofen.

Vitamin B6 (Pyridoxin/P5P): Dieses B-Vitamin ist an der Synthese von Progesteron beteiligt und für die Produktion von stimmungsbeeinflussenden Neurotransmittern im Gehirn wie GABA und Serotonin notwendig. Es hat sich gezeigt, dass es die stimmungsbedingten PMS-Symptome lindert.

ÄNDERUNGEN DES LEBENSSTILS FÜR EINEN GESÜNDEREN

MENSTRUATIONSZYKLUS

Gute Schlafhygiene, Stressbewältigung und häufige Bewegung (solange die richtige Erholung gewährleistet ist) sind wichtige Lebensstilpraktiken, die einen normalen Menstruationszyklus fördern.

Wenn es darum geht, optimale Gesundheit und Wohlbefinden zu erreichen, ist das Wissen, wie man einen gesunden Menstruationszyklus aufrechterhält, eine entscheidende Fähigkeit, die jede Frau besitzen sollte. Frauen, die die hormonellen Veränderungen, die während des Zyklus auftreten, besser verstehen, können alle Veränderungen, die auf zugrunde liegende

Gesundheitsprobleme hinweisen könnten, erkennen und schnell beheben.

Auch wenn unregelmäßige Zyklen und Symptome im Zusammenhang mit PMS weit verbreitet sind, sind sie nicht immer „normal" und können mit Hilfe funktioneller Medizinkonzepte behandelt werden.

KAPITEL 6

SCHWANGERSCHAFT UND ERNÄHRUNG NACH DER GEBURT

Die Gesundheit von Mutter und Kind hängt in hohem Maße von der Nahrungsaufnahme während der Schwangerschaft und im Wochenbett ab.

ERNÄHRUNGSBEDÜRFNISSE SCHWANGENER FRAUEN

Eine angemessene Ernährung ist während der Schwangerschaft und Stillzeit notwendig, da sie dazu beiträgt, den erhöhten Nährstoffbedarf der Mutter zu decken, die physiologischen Bedürfnisse der Schwangerschaft und der Milchproduktion zu erfüllen und das richtige Wachstum des Fötus zu fördern.

Negative gesundheitliche Folgen sind mit einer unzureichenden Ernährung der Mutter verbunden, insbesondere wenn es zu einem Mangel an lebenswichtigen Nährstoffen kommt. Die essentiellen Elemente Eisen, Folsäure, Kalzium und Vitamin D sind besonders während der Schwangerschaft und Stillzeit wichtig.

Unterernährung der Mutter ist mit einem niedrigen Geburtsgewicht aufgrund von Eisenmangel, Neuralrohranomalien aufgrund von Folatmangel und einem erhöhten Risiko für Bluthochdruck während der Schwangerschaft aufgrund von Kalziummangel verbunden, der auch bei der Demineralisierung der Knochen eine Rolle spielt. Durch die Kontrolle der Kalziumhomöostase ist Vitamin D entscheidend für den Knochenstoffwechsel. Ein niedriger Vitamin-D-Spiegel wird mit einem höheren Risiko für Präeklampsie, Schwangerschaftsdiabetes mellitus und andere besondere Gewebeprobleme bei werdenden Müttern in Verbindung gebracht.

Eines der schönsten Dinge, die Sie während der Schwangerschaft tun können, ist, sich gesund zu ernähren. Im weiteren Verlauf Ihrer Schwangerschaft hilft Ihnen eine gesunde Ernährung dabei, den steigenden Bedarf Ihres Körpers zu decken. Ziel ist es, ein Gleichgewicht zwischen der Aufrechterhaltung eines gesunden Gewichts und der Versorgung mit ausreichend Nährstoffen zu finden, um das Wachstum Ihres Fötus zu fördern.

Anstatt während der gesamten Schwangerschaft zu zweit zu essen, sollten Sie doppelt so viel nährstoffreiche Nahrung zu sich nehmen. Ab dem zweiten Trimester benötigen Sie zusätzlich 340 Kalorien pro Tag, wenn Sie einen einzelnen Fötus austragen (und etwas mehr im dritten Trimester). Wenn Sie Zwillinge erwarten, sollten Sie täglich etwa 600 zusätzliche Kalorien zu sich nehmen. Wenn Sie Drillinge erwarten, sollten täglich 900 zusätzliche Kalorien zu sich genommen werden.

Wichtige Mineralien und Vitamine für die Schwangerschaft

Folsäure, Eisen, Kalzium, Vitamin D, Cholin, Omega-3-Fettsäuren, B-Vitamine und Vitamin C sind während der Schwangerschaft notwendig.

- **Kalzium:** Kalzium unterstützt die Entwicklung starker Zähne und Knochen beim Fötus. Dunkelgrünes Blattgemüse, Milch, Käse, Joghurt, Sardinen und andere Lebensmittel sind gute Kalziumquellen.

- **Eisen:** Während der Schwangerschaft verwendet Ihr Körper Eisen, um das zusätzliche Blut zu produzieren, das Sie und Ihr Fötus benötigen. Eisen unterstützt die Sauerstoffversorgung Ihres Fötus durch die roten Blutkörperchen. Mageres rotes Fleisch, Hühnchen, Fisch, getrocknete Bohnen und Erbsen, mit Eisen angereichertes Getreide und Pflaumensaft sind einige Beispiele für Lebensmittel mit hohem Eisengehalt.

- **Jod:** Jod ist für die gesunde Entwicklung des Gehirns notwendig. Jodhaltiges Speisesalz, Milchprodukte, Schalentiere, Fleisch, etwas Brot und Eier gehören zu den Lebensmitteln, die Jod enthalten.

- **Cholin:** Das Gehirn und das Rückenmark Ihres Fötus benötigen Cholin, um zu wachsen. Zu den Lebensmitteln mit hohem Cholingehalt zählen Kuhmilch, Rinderleber, Eier, Erdnüsse und Sojaprodukte.

- **Vitamin A:** Unterstützt die Entwicklung gesunder Haut, Sehkraft und Knochen Ihres Fötus. Süßkartoffeln, Karotten und anderes grünes Blattgemüse sind gute Quellen für Vitamin A.

- **Vitamin C:** Fördert starke Zähne, Zahnfleisch und Knochen. Brokkoli, Tomaten, Erdbeeren und Zitrusfrüchte gehören zu den Lebensmitteln mit hohem Vitamin C-Gehalt.

- **Vitamin-D:** Trägt zur Erhaltung gesunder Haut und Sehkraft bei und stärkt gleichzeitig die Knochen und Zähne des Fötus. Sonnenlicht, angereicherte Milch und fetthaltige Meeresfrüchte wie Lachs und Sardinen sind gute Quellen für Vitamin D.

- **Vitamin B6:** Vitamin B6 unterstützt sowohl die Bildung roter Blutkörperchen als auch die körpereigene Verwertung von Eiweiß, Fett und Kohlenhydraten. Fleisch wie Rindfleisch, Leber, Schweinefleisch, Schinken, Vollkorngetreide und Bananen sind gute Quellen für Vitamin B6.

- **Vitamin B12:** Vitamin B12 unterstützt die Bildung roter Blutkörperchen und die Aufrechterhaltung des Nervensystems. Fleisch, Fisch, Geflügel und Milch sind gute Quellen für Vitamin B12. Vegetarier sollten ein Nahrungsergänzungsmittel einnehmen.

- **Folsäure:** Fördert die allgemeine Entwicklung und das Wachstum des Fötus und der Plazenta und hilft, Geburtsanomalien des Gehirns und der Wirbelsäule zu vermeiden. Quellen: Orangensaft, Bohnen, Erdnüsse, angereichertes Brot und Nudeln, Orangensaft, dunkelgrünes Blattgemüse und angereichertes Getreide. Nehmen Sie Ihr pränatales Vitamin auch täglich ein.

Um die bestmögliche Gesundheit für Sie und Ihr sich entwickelndes Kind zu gewährleisten, achten Sie während der Schwangerschaft auf eine nahrhafte und ausgewogene Ernährung.

Essen Sie vollwertigere, nährstoffreichere Lebensmittel und weniger verarbeitete und schnelle Lebensmittel mit geringem Nährstoffgehalt.

ERHOLUNG NACH DER GEBURT

Eines der erstaunlichsten Dinge, die Ihr Körper jemals erreicht hat, ist das Heranwachsen eines weiteren Menschen. Wie auch immer Ihre Entbindung aussehen mag, Ihr Körper hat ein Trauma erlebt. Es wird Zeit brauchen, um zu heilen.

Sie werden sich nicht innerhalb weniger Tage von der Geburt erholen. Es kann Monate dauern, bis die Schwangerschaft und Geburt vollständig verheilt ist. Es kann eine Weile dauern, bis Sie sich wieder wie Sie selbst fühlen, auch wenn sich viele Frauen nach 6–8 Wochen weitgehend gesund fühlen. In dieser Zeit verändern sich auch Ihre Hormone.

Nach der Geburt ist die Ernährung ebenso wichtig. Es unterstützt den Heilungsprozess Ihres Körpers und versorgt Sie mit der Energie, die Sie für die Betreuung Ihres Kindes benötigen. Erkennen Sie Ihre Ernährungsbedürfnisse, um Ihre Gesundheit zu erhalten, während Sie sich um Ihr Kind kümmern.

Die Nährstoffe, die Sie benötigen

Sie essen nicht „für zwei", dennoch benötigt Ihr Körper viele lebenswichtige Nährstoffe, um wiederhergestellt zu werden.

Bei jeder Mahlzeit sollte die Hälfte Ihrer Nahrung mit Obst und Gemüse gefüllt sein. Die andere Hälfte sollte aus Vollkornprodukten wie Hafer, braunem Reis und Vollkornbrot bestehen. Reduzieren Sie die Aufnahme von verpackten Lebensmitteln, verarbeiteten Lebensmitteln und Getränken, die viel Zucker, Salz und gesättigte Fettsäuren enthalten.

Sie müssen außerdem Folgendes erhalten:

• **Eiweiß:** Proteinreiche Lebensmittel unterstützen die Erholung des Körpers nach der Geburt, darunter Bohnen, Schalentiere, mageres Fleisch, Eier und Sojaprodukte. Fünf Portionen sollten Ihr Tagesziel sein, oder sieben, wenn Sie stillen.

- **Kalzium:** Täglich sollten etwa drei Portionen fettarme Milchprodukte verzehrt werden.

- **Eisen:** Wenn Sie während der Entbindung viel Blut verlieren, ist dieser Nährstoff besonders wichtig, da er die Produktion neuer Blutzellen in Ihrem Körper unterstützt. Huhn und rotes Fleisch enthalten viel Eisen. Ebenso Bohnen und Tofu. Suchen Sie Ihren Arzt auf, wenn Sie Veganer sind oder eine andere bestimmte Diät einhalten, mehrere medizinische Probleme haben oder ein medizinisches Problem haben. Sie könnten vorschlagen, Vitamine einzunehmen.

- **Nehmen Sie viel Flüssigkeit zu sich.** Ihr Körper benötigt viel Flüssigkeit (6–10 Gläser pro Tag), insbesondere wenn Sie ein Kind stillen. Verzehren Sie vor allem Fruchtsäfte, Milch und Wasser. Wenn Sie stillen, ist es ratsam, die vorgeburtlichen Vitamine weiterhin einzunehmen. Ihr Arzt kann Ihnen diese Medikamente verschreiben, die Krankenkasse übernimmt die Kosten teilweise.

- **Gewicht sicher reduzieren.** Fragen Sie Ihren Arzt, wie Sie nach der Geburt Ihres Kindes sicher Gewicht reduzieren können. Ein schneller Gewichtsverlust kann sich auf Ihre Fähigkeit, ein Baby zu stillen, auswirken. Vermeiden Sie die Einnahme von Diätmedikamenten. Dazu gehören gefährliche Medikamente, die über die Muttermilch auf Ihr Kind übertragen werden können.

Nach der Schwangerschaft Übung

Übung hilft Ihnen dabei:

- [ ] Befreien Sie sich von dem Gewicht, das Sie während der Schwangerschaft zugenommen haben.
- [ ] Minimieren Sie Blähungen, Verstopfung und Rückenschmerzen
- [ ] Verbessert die Körperhaltung und hebt Ihre Stimmung
- [ ] Hilft bei der Steigerung von Kraft und Muskeltonus
- [ ] Fördert einen tieferen Schlaf

Es gibt verschiedene Formen körperlicher Aktivität, die Sie ausüben können, nachdem Ihr Arzt die Erlaubnis erteilt hat.

Aufgrund der geringen Belastung des Körpers ist Gehen eine hervorragende Übungsart. Wahrscheinlich wird Ihr Baby auch gerne Spaziergänge im Kinderwagen unternehmen. Versuchen Sie, jeden Tag oder mindestens dreimal pro Woche 20 bis 30 Minuten kräftige Spaziergänge zu unternehmen. Machen Sie einen Spaziergang mit einer Freundin oder anderen frischgebackenen Müttern. Es ist von Vorteil, das Haus zu verlassen und sich mit Freunden oder anderen frischgebackenen Müttern auszutauschen. Sie werden die Gelegenheit genießen, Zeit mit anderen Menschen zu verbringen oder über Ihr Baby zu plaudern.

Eine weitere unterhaltsame Möglichkeit, in Form zu kommen, sind Trainingskurse, von denen einige auch für Ihr Kind geeignet sind. Schauen Sie zum Beispiel nach, ob es in der Nähe Yogakurse für Mütter und Babys gibt.

Vermeiden Sie diese Lebensmittel während der Stillzeit.

Wenn Sie Ihr Kind stillen, gibt es bestimmte Lebensmittel und andere Chemikalien, die für Sie beide schädlich sein können.

- **Alkohol:** Alkohol kann das Gehirn und die körperliche Entwicklung Ihres Babys schädigen, wenn er gestillt wird. Beispiele für alkoholhaltige Getränke sind Wein, Weinkühler, Bier, Limonade und andere Malzlikörgetränke. Shots und Mixgetränke sind ebenfalls enthalten.

- **Koffein:** Koffein ist ein Stimulans und gelangt über die Muttermilch in den Körper des Babys und kann sich auf das Wachstum auswirken. Tee, Kaffee, Schokolade, zahlreiche Erfrischungsgetränke und rezeptfreie Medikamente enthalten Koffein.

- Königsmakrelen, Schwertfische, Haie und Tilefische gehören zu den Fischen, die einen erhöhten Quecksilbergehalt aufweisen. Das sich entwickelnde Gehirn Ihres Kindes wird durch Quecksilber geschädigt. Wenn Sie Thunfisch konsumieren, können

Sie jede Woche bis zu 6 Unzen Thunfisch in Dosen zu sich nehmen, solange Sie sich für leichten Thunfisch entscheiden.

KAPITEL 7

WUNDERBAR ALTER: WESENTLICHE NÄHRSTOFFE FÜR JEDE PHASE

Für Frauen ist der Weg zum würdevollen Altern eindeutig, und die Ernährung ist in jeder Hinsicht unerlässlich. Frauen sollten sich darauf konzentrieren, solide Grundlagen zu schaffen, wenn sie als Erwachsene anfangen. Die Knochengesundheit hängt von einer ausreichenden Kalzium- und Vitamin-D-Zufuhr ab, die den Weg zur Vermeidung von Osteoporose im späteren Leben ebnet. Eisenreiche Lebensmittel wie Linsen und mageres Fleisch tragen zur Aufrechterhaltung des Energieniveaus bei, insbesondere während des Menstruationszyklus.

Wenn sich Frauen dem gebärfähigen Alter nähern, wird Folat für die allgemeine Gesundheit und zur Vorbeugung von Neuralrohranomalien bei Föten während der Schwangerschaft immer wichtiger. Omega-3-Fettsäuren helfen, Hormonschwankungen zu regulieren und die Herzgesundheit zu fördern. Der Verzehr einer Ernährung mit viel Obst und Gemüse, die reich an Antioxidantien ist, trägt dazu bei, oxidativem Stress vorzubeugen und die Gesundheit der Haut zu fördern.

Besondere Schwierigkeiten bereiten hormonelle Veränderungen, die mit der Perimenopause und den Wechseljahren einhergehen. Aufgrund des erhöhten Risikos für Herz-Kreislauf-Probleme ist es in den Jahren nach der Menopause erforderlich, den Schwerpunkt auf Nährstoffe zu legen, die die Herzgesundheit unterstützen.

Eine ausreichende Flüssigkeitszufuhr ist in jeder Phase von entscheidender Bedeutung, da sie die Hautelastizität fördert und verschiedene Körperfunktionen unterstützt. Frauen können die Idee eines würdevollen Alterns annehmen und den Alterungsprozess beharrlich bewältigen, indem sie die sich ändernden Ernährungsbedürfnisse in jeder Lebensphase erkennen und sich daran anpassen, um ein sinnvolles und gesundes Leben zu gewährleisten.

ERNÄHRUNG FÜR DIE WECHSELPAUSE

Wenn der monatliche Zyklus einer Frau zu Ende geht, kommt sie ganz natürlich in die Wechseljahre. Die Menopause wird ein ganzes Jahr nach Ihrem letzten Menstruationszyklus bestätigt. Dennoch können die Wechseljahrsbeschwerden und die Wechseljahrsbeschwerden einige Jahre anhalten. Ihre Ernährung kann dazu beitragen, die Symptome zu lindern und den Übergang zu erleichtern, auch wenn die Wechseljahre mit mehreren unangenehmen Symptomen und einem erhöhten Risiko für bestimmte Krankheiten verbunden sind.

Östrogen beginnt während der Menopause und darüber hinaus abzunehmen, was Ihren regulären Progesteron- und Östrogenzyklus durcheinander bringt. Ihr Stoffwechsel wird durch sinkende Östrogenspiegel beeinträchtigt, was zu einer Gewichtszunahme führen kann. Diese Veränderungen können sich auch auf den Cholesterinspiegel und die Kohlenhydratverdauung Ihres Körpers auswirken.

In dieser Übergangszeit treten bei vielen Frauen Symptome wie Hitzewallungen und Schlafstörungen auf. Auch hormonelle Veränderungen führen zu einer Abnahme der Knochendichte, was das Risiko von Knochenbrüchen erhöht. Glücklicherweise kann eine Verbesserung Ihrer Ernährung dazu beitragen, die mit den Wechseljahren verbundenen Symptome zu lindern.

Lebensmittel zum Verzehr

Es gibt Hinweise darauf, dass einige Lebensmittel bei Wechseljahrsbeschwerden wie Hitzewallungen, Schlaflosigkeit und verminderter Knochendichte helfen können.

- **Milchprodukte**

Aufgrund des sinkenden Östrogenspiegels sind Frauen in den Wechseljahren möglicherweise anfälliger für Frakturen.

Kalzium, Phosphor, Kalium, Magnesium sowie die Vitamine D und K sind alle in Milchprodukten wie Milch, Joghurt und Käse enthalten. Diese Elemente sind entscheidend für starke Knochen. Milchprodukte könnten auch den Schlaf verbessern. Eine Übersichtsstudie ergab, dass Frauen in den Wechseljahren tiefer schliefen, wenn sie Mahlzeiten mit hohem Gehalt an der Aminosäure Glycin zu sich nahmen, die in Milchprodukten wie Käse und Milch enthalten ist.

Der Verzehr von Milchprodukten wurde in bestimmten Studien auch mit einer geringeren Häufigkeit vorzeitiger Wechseljahre oder Wechseljahre vor dem 45. Lebensjahr in Verbindung gebracht. In einer Studie hatten Frauen, die das meiste Kalzium und Vitamin D (enthalten in Käse und angereicherter Milch) zu sich nahmen, 17 % weniger. geringere Wahrscheinlichkeit, zu früh in die Wechseljahre zu kommen.

• Gesunde Fette

Frauen in den Wechseljahren können von gesunden Fetten wie Omega-3-Fettsäuren profitieren. Zu den Lebensmitteln, die reich an Omega-3-Fettsäuren sind, gehören Samen wie Lein-, Chia- und Hanfsamen sowie fetter Fisch wie Makrele, Lachs und Sardellen.

• Vollkornprodukte

Vollkornprodukte sind reich an B-Vitaminen, Thiamin, Niacin, Riboflavin und Pantothensäure sowie Ballaststoffen. Eine vollkornreiche Ernährung wird mit einem geringeren Risiko für Krebs, Herzerkrankungen und einen frühen Tod in Verbindung gebracht. Forscher führten eine Untersuchung durch und stellten fest, dass diejenigen, die täglich drei oder mehr Portionen Vollkornprodukte zu sich nahmen, ein um 20–30 % geringeres Risiko hatten, an Diabetes und Herzerkrankungen zu erkranken, als diejenigen, die überwiegend raffinierte Kohlenhydrate zu sich nahmen.

Vollkornprodukte bestehen aus Gerste, Quinoa, braunem Reis, Roggen, Bulgur, auch Weizenschrot genannt, Farro, Hirse und Vollkornbrot. Um festzustellen, ob verpackte Lebensmittel überwiegend Vollkorn enthalten, achten Sie auf den Begriff „Vollkorn", der als erste Zutat auf dem Etikett steht.

- **Gemüse und Obst**

Obst und Gemüse sind eine großartige Quelle für Antioxidantien, Ballaststoffe und Mikronährstoffe. Aus diesem Grund sollten Obst und Gemüse nach amerikanischen Ernährungsrichtlinien die Hälfte Ihres Tellers ausmachen. Frauen in den Wechseljahren können besonders von Kreuzblütlergemüse profitieren. Laut einer Studie erhöht der Verzehr von Brokkoli den Spiegel eines Östrogentyps, der Brustkrebs vorbeugt, und senkt gleichzeitig den Spiegel eines Östrogentyps, der mit Brustkrebs in Zusammenhang steht.

Auch Frauen in den Wechseljahren können von dunklen Beeren profitieren.

● **Hohe Proteinqualität**

Eine verminderte Knochenstärke und Muskelmasse stehen im Zusammenhang mit der Östrogenreduktion, die nach der Menopause auftritt. Aus diesem Grund sollten Frauen in den Wechseljahren zusätzliches Protein zu sich nehmen.

Milchprodukte, Eier, Fleisch, Fisch und Hülsenfrüchte sind proteinreiche Lebensmittel. Sie können Proteinpulver auch zum Backen oder zur Zubereitung von Smoothies verwenden.

Einige Wechseljahrsbeschwerden können gelindert werden, wenn Sie Milchprodukte, gute Fette, Vollkornprodukte, Obst, Gemüse, Lebensmittel mit hohem Phytoöstrogengehalt und hochwertige Proteinquellen in Ihre Ernährung aufnehmen.

Zu vermeidende Lebensmittel

Bestimmte diätetische Vermeidung kann dazu beitragen, Wechseljahrsbeschwerden wie Gewichtszunahme, Hitzewallungen und unruhige Nächte zu lindern.

- **Zugesetzter Zucker und raffinierte Kohlenhydrate:** Bei Frauen in den Wechseljahren treten Hitzewallungen häufiger auf, wenn der Blutzuckerspiegel hoch ist, eine Insulinresistenz vorliegt und ein metabolisches Syndrom vorliegt. Es ist bekannt, dass zugesetzte Süßigkeiten und verarbeitete Lebensmittel den Blutzuckerspiegel schnell ansteigen lassen. Der Einfluss eines Lebensmittels auf den Blutzucker kann umso deutlicher sein, je stärker es verarbeitet wird. Folglich kann die Reduzierung von verarbeiteten Mahlzeiten und zugesetztem Zucker, einschließlich Weißbrot, Crackern und Backwaren, dazu beitragen, Hitzewallungen in den Wechseljahren zu lindern.

Untersuchungen haben gezeigt, dass bei Frauen in den Wechseljahren aufgrund der Kombination von Alkohol und Koffein Hitzewallungen auftreten können. Die Tatsache, dass Alkohol und Koffein anerkannte Schlafstörer sind und dass viele Frauen in den Wechseljahren Schwierigkeiten beim Einschlafen haben, ist ebenfalls zu berücksichtigen. Wenn dies auf Sie zutrifft, sollten Sie daher kurz vor dem Schlafengehen auf Alkohol und Koffein verzichten.

- **Scharfe Gerichte:** Frauen in den Wechseljahren wird oft geraten, auf scharfe Mahlzeiten zu verzichten. Allerdings stehen nicht genügend Daten zur Verfügung, um diese Behauptung zu stützen. Lassen Sie Ihr bestes Urteilsvermögen walten, wenn Sie scharfe Speisen in Ihre Ernährung aufnehmen, da jeder Mensch anders auf Gewürze reagieren kann. Wenn Sie feststellen, dass der Verzehr scharfer Speisen Ihre Symptome verschlimmert, sollten Sie die Finger davon lassen.

- **Lebensmittel mit hohem Salzgehalt:** Es wurde festgestellt, dass Frauen nach der Menopause, die viel Salz zu sich nehmen, eine verminderte Knochendichte haben. Der Östrogenabfall nach der Menopause erhöht das Risiko für Bluthochdruck. Eine geringere Natriumaufnahme könnte dazu beitragen, dieses Risiko zu verringern.

Veränderungen im Stoffwechsel, eine Abnahme der Knochendichte und ein erhöhtes Risiko für Herzerkrankungen sind mit den Wechseljahren verbunden. Darüber hinaus leiden viele Frauen unter unangenehmen Wechseljahrsbeschwerden wie Hitzewallungen und unruhigen Nächten.

Die Symptome der Menopause können durch eine vollwertige Ernährung mit viel Obst, Gemüse, Vollkornprodukten, hochwertigem Eiweiß und Milchprodukten gelindert werden. Auch gesunde Fette wie Omega-3-Fettsäuren aus Fisch und Phytoöstrogene können von Vorteil sein.

Es kann auch eine gute Idee sein, verarbeitete Kohlenhydrate, Alkohol, Koffein, natriumreiche oder scharfe Speisen sowie zugesetzte Süßigkeiten einzuschränken. Diese bedeutende

Veränderung in Ihrem Leben könnte einfacher sein, wenn Sie diese kleinen Ernährungsumstellungen vornehmen.

KNOCHEN GESUNDHEIT

Im Vergleich zu Männern haben Frauen typischerweise kleinere und dünnere Knochen. Die Wechseljahre führen zu einem dramatischen Abfall des Östrogenspiegels, eines Hormons, das zur Erhaltung der Knochen beiträgt, was bei Frauen zu Knochenschwund führen kann. Dies erklärt, warum das Risiko für Frauen, an Osteoporose zu erkranken, steigt, je näher die Wechseljahre kommen.

Der Körper nutzt Knochen für eine Vielzahl von Zwecken, darunter die Speicherung von Kalzium, die Befestigung von Muskeln, den Schutz von Organen und die Strukturierung. Auch wenn es für Kinder und Jugendliche von entscheidender Bedeutung ist, starke und gesunde Knochen zu haben, können auch Erwachsene Vorkehrungen treffen, um die Knochengesundheit zu erhalten.

Ihr Risiko, an Osteoporose zu erkranken, einer Erkrankung, die Knochen schwächt und bricht, wird durch die Menge an Knochenmasse bestimmt, die Sie zum Zeitpunkt Ihres 30. Lebensjahres haben, und durch die Geschwindigkeit, mit der Sie diese danach verlieren. Wenn Ihre maximale Knochenmasse höher ist, haben Sie mehr Knochen „in der Bank“ und sind weniger anfällig für altersbedingte Osteoporose.

Was beeinflusst die Knochengesundheit?

Die Knochengesundheit kann durch verschiedene Ursachen beeinträchtigt werden. Zum Beispiel:

• **Der Kalziumgehalt Ihrer Ernährung:** Eine kalziumarme Ernährung ist mit einem frühen Knochenschwund, einer verringerten Knochendichte und einem höheren Risiko für Frakturen verbunden.

• **Bewegungen und Aktivitäten:** Im Vergleich zu ihren aktiveren Altersgenossen haben Frauen, die körperlich bewegungsarm sind, ein höheres Risiko, an Osteoporose zu erkranken.

• **Alkohol- und Tabakkonsum:** Eine Studie zeigt, dass Rauchen zu schwachen Knochen beitragen kann. Ebenso besteht bei Frauen, die häufig mehr als ein alkoholisches Getränk am Tag konsumieren, möglicherweise ein höheres Risiko, an Osteoporose zu erkranken.

• **Geschlecht:** Da Frauen über weniger Knochengewebe verfügen als Männer, besteht ein höheres Risiko, an Osteoporose zu erkranken.

• **Körpergröße:** Wenn Sie einen kleinen Körperbau haben oder extrem dünn sind (Body-Mass-Index 19 oder niedriger), steht

Ihnen mit zunehmendem Alter möglicherweise weniger Knochenmasse zur Verfügung.

- **Alter:** Mit zunehmendem Alter werden Ihre Knochen schwächer und dünner.

- **Ethnizität und Familiengeschichte:** Die beiden Bevölkerungsgruppen, die am stärksten von Osteoporose betroffen sind, sind Asiaten und Weiße. Darüber hinaus besteht ein höheres Risiko, wenn ein Elternteil oder Geschwisterkind an Osteoporose leidet, insbesondere wenn es in der Familie bereits Frakturen gegeben hat.

- **Hormonkonzentrationen:** Knochenschwund kann durch einen hohen Schilddrüsenhormonspiegel verursacht werden. Bei Frauen kommt es nach der Menopause aufgrund sinkender Östrogenspiegel zu einem starken Anstieg des Knochenschwunds. Amenorrhoe oder das anhaltende Ausbleiben der Menstruation vor der Menopause erhöht ebenfalls die Möglichkeit einer Osteoporose.

- **Essstörungen zusätzlich zu anderen Beschwerden:** Sowohl bei Männern als auch bei Frauen wirken sich eine starke Einschränkung der Nahrungsaufnahme und Untergewicht auf die Knochen aus. Darüber hinaus können Erkrankungen wie Zöliakie und Operationen zur Gewichtsreduktion die Fähigkeit Ihres Körpers, Kalzium aufzunehmen, beeinträchtigen.

- **Bestimmte Medikamente:** Knochen werden durch die langfristige Einnahme von Kortikosteroid-Medikamenten wie Dexamethason, Kortison, Prednisolon und Prednison geschädigt. Weitere Medikamente, die das Osteoporoserisiko erhöhen können, sind Methotrexat, verschiedene Medikamente gegen Krampfanfälle wie Phenytoin (Dilantin) und Phenobarbital, Aromatasehemmer zur Behandlung von Brustkrebs und selektive Serotonin-Wiederaufnahmehemmer.

Möglichkeiten zur Erhaltung gesunder Knochen

- **Nehmen Sie reichlich kalziumreiche Lebensmittel zu sich:** Für Frauen ab 51 Jahren beträgt die empfohlene Tagesdosis (RDA) 1.200 mg.

Käse, Mandeln, Brokkoli, Grünkohl, Lachs in Dosen mit Knochen, Sardinen und Sojaprodukte wie Tofu sind allesamt ausgezeichnete Kalziumquellen. Fragen Sie Ihren Arzt nach der Einnahme von Nahrungsergänzungsmitteln, wenn Sie Schwierigkeiten haben, ausreichend Kalzium über die Nahrung aufzunehmen.

- **Denken Sie an die Einnahme von Vitamin D:** Damit der Körper Kalzium aufnehmen kann, wird Vitamin D benötigt. Erwachsene im Alter zwischen 19 und 70 Jahren sollten täglich 600 internationale Einheiten (IE) Vitamin D zu sich nehmen. Die empfohlene Tagesmenge für Personen ab 71 Jahren erhöht sich auf 800 IE.

Lachs, Forelle, Felchen und Thunfisch sind Beispiele für fette Fische, die gute Vitamin-D-Lieferanten sind. Eier, Pilze und angereicherte Lebensmittel wie Getreide und Milch sind ebenfalls hervorragende Vitamin-D-Quellen. Der Körper produziert Vitamin D teilweise durch Sonnenlicht . Fragen Sie Ihren Arzt nach der Einnahme von Nahrungsergänzungsmitteln, wenn Sie Bedenken haben, ausreichend Vitamin D zu sich zu nehmen.

- **Stellen Sie sicher, dass Sie Bewegung in Ihren Tagesplan integrieren:** Zu den Belastungsaktivitäten, die die Knochenstärke erhöhen und den Knochenschwund reduzieren, gehören Joggen, Gehen und Treppensteigen.

- **Vermeiden Sie Drogenmissbrauch:** Vermeiden Sie das Rauchen. Es ist für Frauen nicht ratsam, täglich mehr als ein alkoholisches Getränk zu sich zu nehmen.

KAPITEL 8

HÄUFIGE GESUNDHEITSBEDENKEN UND ERNÄHRUNGSSTRATEGIEN FÜR FRAUEN

Typische Gesundheitsprobleme und Ernährungstechniken für Frauen

Um das allgemeine Wohlbefinden in allen Lebensphasen zu fördern, ist es wichtig, die bei Frauen vorherrschenden Gesundheitsprobleme zu erkennen und anzugehen. Ernährungstechniken sind unerlässlich, um diese Sorgen zu reduzieren und Frauen dabei zu helfen, eine solide Grundlage für ihre Gesundheit zu schaffen.

Von der Pubertät bis zur Postmenopause sind Frauen mit deutlichen Schwierigkeiten konfrontiert, wie z. B. Veränderungen des Hormonspiegels, Problemen bei der Fortpflanzung und geringer Knochendichte. Um das allgemeine Wohlbefinden zu fördern, müssen diese Probleme mit maßgeschneiderten Ernährungsansätzen angegangen werden.

HERZFITNESS

In den USA leiden mehr als 60 Millionen Frauen (44 %) an einer Herzerkrankung. Herzerkrankungen betreffen Frauen jeden Alters und sind in den USA die häufigste Todesursache für sie.

Häufige Arten von Herzerkrankungen bei Frauen

Koronare Herzkrankheit: Plaqueablagerungen in den Arterienwänden, die das Herz und andere Körperteile mit Blut versorgen, sind die Hauptursache für die häufigste Form von Herzerkrankungen und die häufigste Todesursache bei Frauen. Frauen, bei denen nach der Menopause hormonelle Veränderungen auftreten, haben ein höheres Risiko, eine koronare Herzkrankheit zu entwickeln.

Arrhythmie: Diese Erkrankung ist durch einen sporadischen, schnellen oder übermäßig langsamen Herzschlag gekennzeichnet. Vorhofflimmern ist ein typisches Beispiel.

Herzinsuffizienz: Dies tritt auf, wenn das Herz nicht in der Lage ist, ausreichend Blut zu liefern, um die anderen Organe des Körpers zu versorgen. Obwohl die Situation ernst ist, schlägt Ihr Herz immer noch.

Viele verschiedene Arten von Herzerkrankungen werden stark von Entscheidungen im Lebensstil, der Ernährung und anderen wichtigen Variablen beeinflusst. Treffen Sie

Ernährungsentscheidungen, die die allgemeine Gesundheit unterstützen, um Ihr Herz zu schonen.

Einige herzgesunde Empfehlungen lauten wie folgt:

Obst und Gemüse sind wichtig

Obst und Gemüse sollten den Großteil dessen ausmachen, was Sie auf Ihren Teller legen. Sie sind gute Lieferanten von Antioxidantien und Ballaststoffen und können auch den Blutdruck senken. Einer der Hauptrisikofaktoren für Herzinfarkte und Schlaganfälle ist Bluthochdruck. Obst und Gemüse gelten als gesund, da sie Kalium und Magnesium liefern, zwei Mineralien, von denen klinische Studien gezeigt haben, dass sie zur Senkung des Blutdrucks beitragen können.

Wenn Sie 2 bis 3 Tassen Gemüse und 1 ½ bis 2 Tassen Obst pro Tag zu sich nehmen, können Sie Ihre Kaliumziele erreichen. Darüber hinaus haben Studien gezeigt, dass eine Ernährung mit viel Obst und Gemüse das Risiko für die Entwicklung mehrerer chronischer Krankheiten, einschließlich Herzerkrankungen, verringert. Bewahren Sie gehacktes und gereinigtes Gemüse im Kühlschrank auf, um Mahlzeiten zum Mitnehmen zu erhalten. Bewahren Sie etwas Obst in Ihrer Küche auf, damit Sie immer daran denken, es zu essen. Wählen Sie Rezepte, die Obst oder Gemüse als Hauptzutat enthalten, z. B. Salate mit frischem Obst oder gebratenes Gemüse.

Fett ist wichtig für das Herz

Sie müssen auch die Art des Fettes berücksichtigen, das Sie zu sich nehmen. Das Risiko einer Herzerkrankung kann bei einer Ernährung mit hohem Gehalt an gesättigten Fettsäuren steigen. Der Gehalt an gesättigten Fettsäuren findet sich in Lebensmitteln wie Eiscreme, Speck, Würstchen, fettem Fleisch, Butter und anderen vollfetten Milchprodukten.

Es wurde nachgewiesen, dass der Ersatz gesättigter Fettquellen durch ungesättigte Fette dazu beiträgt, den „schlechten" Cholesterinspiegel zu senken und das Risiko von Herzerkrankungen zu verringern. Ungesättigte Fettsäuren finden sich in Lebensmitteln wie Avocados, Nüssen, Samen, Oliven und Rapsölen.

Eine einzigartige Art ungesättigter Fettsäuren namens Omega-3-Fettsäuren ist häufig in fettem Fisch wie Lachs, Makrele, Thunfisch und Hering enthalten. Sie kommen auch in Leinsamen und Walnüssen vor. Alpha-Linolensäure (ALA) kommt in Nüssen und Samen vor, während Eicosapentaensäure (EPA) und Docosahexaensäure (DHA) in Fisch vorkommen. Es ist von Vorteil, eine Reihe dieser Lebensmittel in Ihre wöchentliche Ernährung aufzunehmen, da sie verschiedene Formen von Omega-3-Fettsäuren enthalten.

Wählen Sie Vollkornprodukte.

Vollkornprodukte enthalten gute Ballaststoffe sowie zusätzliche Nährstoffe, die die Herzgesundheit und die Blutdruckregulierung unterstützen. Indem Sie einfache raffinierte Getreideprodukte durch Vollkornprodukte ersetzen, können Sie den Anteil an Vollkornprodukten in einer herzgesunden Ernährung erhöhen. Zeigen Sie alternativ etwas Kreativität und probieren Sie etwas anderes als Vollkorn wie Gerste, Quinoa oder Vollkorn-Farro.

Halten Sie Ihre körperliche Betätigung für die Gesundheit Ihres Herzens aufrecht

Auch häufiges Training kann von Vorteil sein. Machen Sie jede Woche, vorzugsweise an den meisten Tagen, mindestens zwei Stunden und dreißig Minuten lang mäßig intensiven, kräftigen Sport. Die Aufrechterhaltung eines gesunden Gewichts kann auch bei der Behandlung einiger Krankheiten wie Bluthochdruck hilfreich sein. Gemäß den „Physical Activity Guidelines for Americans" ist für jeden ein anderes Maß an körperlicher Aktivität erforderlich, um sein Gewicht zu halten.

Gönnen Sie sich ab und zu etwas Besonderes. Ein Schokoriegel oder ein paar Kartoffelchips können einer Diät, die die Gesundheit des Herzens fördert, nichts anhaben. Lassen Sie es jedoch nicht zu einem Alibi für die Aufgabe Ihrer nährstoffreichen Essgewohnheit werden. Ein langfristiges Gleichgewicht wird sich einstellen, wenn übermäßiger Genuss eher die Ausnahme als der Standard ist. Sie müssen die meiste Zeit gesunde Lebensmittel zu sich nehmen.

GEWICHTSMANAGEMENT

Unabhängig davon, wo Sie gerade dabei sind, Ihre Gesundheit zu verbessern, kann das Abnehmen schwierig sein. Manche Menschen finden möglicherweise, dass strukturierte Diäten und Abnehmstrategien für sie gut funktionieren, insbesondere wenn sie gerne umfassende Regeln befolgen. Für viele Frauen könnte es jedoch schwierig sein, eine Strategie zur Gewichtskontrolle zu finden, die funktioniert und konstant bleibt.

Eine gesunde Ernährung ist für das Abnehmen unerlässlich. Selbst mit dem besten verfügbaren Trainingsprogramm werden Sie nicht die gewünschten Ergebnisse erzielen, wenn Sie nicht ein Kaloriendefizit aufrechterhalten und Ihren Körper nicht mit gesunden Nährstoffen versorgen.

Allerdings fällt es vielen Frauen trotz einer guten Ernährung und regelmäßiger Bewegung immer noch schwer, Gewicht zu verlieren. Männer verlieren oft schneller an Gewicht als Frauen, weil sie normalerweise größer sind, mehr Muskeln haben, die sie unterstützen, und mehr Nahrung zu sich nehmen können, ohne an Gewicht zuzunehmen. Frauen haben außerdem oft einen höheren Körperfettanteil und eine geringere Muskelmasse, die weniger Kalorien verbrennt als Muskeln.

Bei Frauen können ein paar kleine Anpassungen des Lebensstils eine langfristige Gewichtsabnahme unterstützen. Frauen können durch eine Diät und Sport abnehmen, aber es spielen auch viele andere Faktoren eine Rolle.

Untersuchungen zeigen, dass eine Vielzahl von Faktoren, darunter Stressniveau und Schlafqualität, den Appetit, den Stoffwechsel, das Körpergewicht und das Bauchfett erheblich beeinflussen können.

Glücklicherweise können ein paar kleine Anpassungen Ihres Tagesplans einen erheblichen positiven Einfluss auf Ihre Fähigkeit, Gewicht zu verlieren, haben.

Reduzieren Sie die Aufnahme raffinierter Kohlenhydrate

Durch die intensive Verarbeitung raffinierter Kohlenhydrate sinkt der Ballaststoff- und Mikronährstoffgehalt eines Produkts. Diese Lebensmittel fördern den Hunger, erhöhen den Blutzuckerspiegel und sind mit Gewichtszunahme und Bauchfett verbunden. Daher wird empfohlen, raffinierte Kohlenhydrate wie Spaghetti, Weißbrot und verpackte Lebensmittel einzuschränken. Wählen Sie statt raffinierter Kohlenhydrate Vollkornprodukte wie Gerste, Buchweizen, Quinoa, brauner Reis und Hafer.

Stärken Sie Ihre täglichen Aktivitäten mit Krafttraining

Krafttraining verbessert die Ausdauer und das Muskelwachstum. Es ist besonders vorteilhaft für Frauen über 50, da es den metabolischen Energieverbrauch im Ruhezustand erhöht. Darüber hinaus trägt es zur Aufrechterhaltung der Knochenmineraldichte bei, was Osteoporose vorbeugt. Ein paar einfache Möglichkeiten für den Anfang sind Körpergewichtstraining, Gewichtheben oder die Nutzung von Fitnessgeräten.

Trinke mehr Wasser

Die Erhöhung der Wasseraufnahme ist eine einfache und aufwandsarme Methode, um beim Abnehmen zu helfen. Einer kurzen Studie zufolge steigerte der Konsum von 16,9 Unzen (500 ml) Wasser alle 30 bis 40 Minuten die Anzahl der verbrannten Kalorien um 30 %. Darüber hinaus deuten Untersuchungen darauf hin, dass der Verzehr von Wasser vor einer Mahlzeit die Gewichtsreduktion fördern und die Kalorienaufnahme um etwa 13 % reduzieren kann.

Verbrauchen Sie mehr Protein

Proteinreiche Lebensmittel wie Fleisch, Huhn, Fisch, Eier, Milchprodukte und Hülsenfrüchte sind wichtige Bestandteile einer ausgewogenen Ernährung, insbesondere für diejenigen, die abnehmen möchten. Untersuchungen deuten darauf hin, dass eine proteinreiche Ernährung das Sättigungsgefühl verbessern, Heißhungerattacken reduzieren und den Stoffwechsel beschleunigen kann. Darüber hinaus ergab eine kurze 12-wöchige Studie, dass eine 15-prozentige Steigerung der Proteinaufnahme zu einer durchschnittlichen täglichen Kalorienreduktion von 441 Kalorien oder einem Gewichtsverlust von 11 Pfund (5 kg) führte.

Richten Sie eine regelmäßige Schlafroutine ein

Untersuchungen deuten darauf hin, dass ausreichend Schlaf für die Gewichtsabnahme ebenso wichtig sein könnte wie die Einhaltung einer Diät und körperliche Betätigung. In zahlreichen Studien wurde Schlafmangel mit einem höheren Körpergewicht und einem höheren Ghrelinspiegel in Verbindung gebracht, die für die Auslösung von Hunger verantwortlich sind. Darüber hinaus ergab eine an Frauen durchgeführte Studie, dass das Erreichen von mindestens sieben Stunden Schlaf pro Nacht und die Verbesserung der allgemeinen Schlafqualität die Chance auf eine erfolgreiche Gewichtsabnahme um 33 Prozent erhöhte.

Führen Sie ein Ernährungstagebuch

Das Führen eines Ernährungstagebuchs ist ein einfacher und effektiver Ansatz, um Verantwortung zu übernehmen und bessere Essentscheidungen zu treffen. Darüber hinaus vereinfacht es das Kalorienzählen, was eine nützliche Taktik zur Gewichtskontrolle ist. Das Führen eines Mahlzeitenprotokolls kann Ihnen auch beim Erreichen Ihrer Ziele helfen und möglicherweise auf lange Sicht zu einer nachhaltigeren Gewichtsabnahme führen.

Verbrauchen Sie viel Ballaststoffe

Eine beliebte Taktik zur Gewichtsreduktion ist die Erhöhung der Ballaststoffaufnahme, die dazu beitragen kann, die Magenentleerung zu verlangsamen und das Sättigungsgefühl zu verlängern. Eine Verbesserung der Ballaststoffmenge in Ihrer Ernährung um 14 Gramm pro Tag wurde mit einer Reduzierung des Kalorienverbrauchs um 10 % und einem Gewichtsverlust von 4,2 Pfund (1,9 kg) über 3,8 Monate in Verbindung gebracht, ohne dass zusätzliche Anpassungen der Ernährung oder des Lebensstils berücksichtigt wurden. Vollkornprodukte, Hülsenfrüchte, Nüsse, Samen und Früchte sind hervorragende Quellen für Ballaststoffe, die in eine ausgewogene Ernährung aufgenommen werden können.

Treffen Sie achtsame Entscheidungen beim Essen

Versuchen Sie, Ihre Umgebung während Ihres Mittagessens so aufgeräumt wie möglich zu halten. Erwägen Sie, langsam zu essen und achten Sie genau auf den Geschmack, die Textur, das Aussehen und die Aromen Ihrer Lebensmittel. Diese Methode ist eine wirksame Möglichkeit, den Gewichtsverlust zu steigern und gesündere Essgewohnheiten zu fördern. Studien zufolge kann langsames Essen das Sättigungsgefühl steigern und zu einer spürbaren Verringerung der täglichen Kalorienaufnahme führen.

Essen Sie mit Bedacht

Um den Hunger zwischen den Mahlzeiten zu reduzieren und den Gewichtsverlust aufrechtzuerhalten, ist die Wahl kalorienarmer, gesunder Snacks eine fantastische Strategie. Wählen Sie protein- und ballaststoffreiche Lebensmittel, um das Sättigungsgefühl zu fördern und Heißhungerattacken zu reduzieren. Ganze Früchte mit Nussbutter, Gemüse mit Hummus oder Nüsse mit griechischem Joghurt sind einige Beispiele für gesunde Snacks, die dazu beitragen können, den Gewichtsverlust über einen längeren Zeitraum aufrechtzuerhalten.

Fügen Sie zusätzliche Schritte ein

Das Hinzufügen zusätzlicher Schritte zu Ihrem Tagesablauf ist eine einfache Methode, um zusätzliche Kalorien zu verbrennen und die Gewichtsreduktion zu beschleunigen, wenn Sie wenig Zeit haben und sich nicht auf ein komplettes Training festlegen können. Es wird angenommen, dass 50 % der Kalorien, die Ihr Körper tagsüber verbrennt, aus Aktivitäten stammen, die nichts mit Bewegung zu tun haben. Ein paar einfache Möglichkeiten, die Gesamtzahl Ihrer Schritte zu erhöhen und mehr Kalorien zu eliminieren, bestehen darin, in größerer Entfernung von der Tür zu parken, in der Mittagspause zu Fuß zu gehen oder die Treppe hinaufzusteigen, anstatt mit dem Aufzug zu fahren.

Setzen Sie erreichbare Ziele

Sie können Ihre Erfolgschancen erhöhen und es einfacher machen, Ihre Gewichtsverlustziele zu erreichen, indem Sie SMART-Ziele übernehmen. SMART-Ziele müssen zeitgebunden, relevant, messbar und spezifisch sein. Sie müssen Ihnen einen Plan vorlegen, wie Sie Ihre Ziele erreichen und Sie zur Verantwortung ziehen. Anstatt beispielsweise nur 10 Pfund abzunehmen, sollten Sie sich zum Ziel setzen, in 3 Monaten 10 Pfund abzunehmen, indem Sie Ihre Ernährung aufzeichnen, dreimal pro Woche trainieren und zu jeder Mahlzeit eine Portion Gemüse hinzufügen.

Verwalten Sie Ihren Stress

Bestimmten Untersuchungen zufolge kann eine langfristige Gewichtszunahme bei Menschen, die unter höherem Stress stehen, wahrscheinlicher sein. Stress kann nicht nur die Essgewohnheiten beeinträchtigen, sondern auch Probleme wie Essattacken und übermäßiges Essen verschlimmern. Zu den einfachen und effizienten Methoden zur Stressreduzierung gehören Sport treiben, Tagebuch schreiben, Yoga machen, Musik hören und Gespräche mit Ihren Lieben führen.

Nutzen Sie kleinere Teller

Eine Reduzierung der Tellergröße könnte die Portionskontrolle fördern und Ihnen beim Abnehmen helfen. Darüber hinaus hilft Ihnen die Verwendung eines kleineren Gerichts dabei, die

Portionsgrößen zu kontrollieren, die Wahrscheinlichkeit, zu viel zu essen, zu verringern und weniger Kalorien zu sich zu nehmen.

Yoga machen.

Untersuchungen zeigen, dass Yoga die Fettverbrennung steigern und dabei helfen kann, eine Gewichtszunahme zu stoppen. Darüber hinaus hilft Yoga, Unbehagen und Ängste zu lindern, die beiden Dinge, die mit emotionalem Essen zusammenhängen können. Darüber hinaus wurde nachgewiesen, dass Yoga-Übungen Essattacken reduzieren und Esssucht vermeiden, um gute Essgewohnheiten zu fördern.

Essen Sie langsamer

Indem Sie weniger Nahrung zu sich nehmen, können Sie die Gewichtsabnahme steigern, indem Sie bewusst darauf achten, Ihre Mahlzeiten langsam und richtig zu kauen.

Übe intermittierendes Fasten

Während einer festgelegten Zeit pro Tag kann man beim intermittierenden Fasten zwischen Essen und Fasten wechseln. Fastenzeiten dauern in der Regel zwischen 14 und 24 Stunden. Auf dem Weg zur Gewichtsreduktion ist intermittierendes Fasten genauso effektiv wie Kalorienbegrenzung/-restriktion. Durch die Steigerung des Kalorienverbrauchs im Ruhezustand kann es auch zur Verbesserung des Stoffwechsels beitragen.

Essen Sie weniger verarbeitete Lebensmittel.

Verarbeiteten Lebensmitteln mangelt es im Allgemeinen an essentiellen Elementen wie Eiweiß, Ballaststoffen und Mikronährstoffen, sie sind jedoch reich an Kalorien, Zucker und Natrium. Untersuchungen deuten darauf hin, dass der Verzehr von mehr verarbeiteten Mahlzeiten mit Übergewicht zusammenhängt, insbesondere bei Frauen. Daher ist es ratsam, weniger verarbeitete Lebensmittel zu sich zu nehmen und sich stattdessen für Vollwertkost wie Obst, Gemüse, Vollkornprodukte, Hülsenfrüchte, gesunde Fette und mageres Eiweiß zu entscheiden.

Reduzieren Sie Ihren Konsum von zugesetztem Zucker

Eine der Hauptursachen für Gewichtszunahme und schwerwiegende Gesundheitsprobleme, einschließlich Diabetes und Herzerkrankungen, ist zugesetzter Zucker. Lebensmittel, die reich an Zusatzstoffen sind, stecken voller zusätzlicher Kalorien, enthalten aber nicht genügend Ballaststoffe, Proteine, Vitamine und Mineralien, die Ihr Körper braucht, um gesund zu bleiben. Aus diesem Grund ist es zur Unterstützung des Gewichtsverlusts und zur Verbesserung der allgemeinen Gesundheit ratsam, den Konsum von zuckerhaltigen Lebensmitteln und Getränken wie Limonaden, Süßigkeiten, Fruchtsäften, Energy-Drinks und Süßigkeiten einzuschränken.

Der Gewichtsverlust wird durch eine Vielzahl von Faktoren beeinflusst, von denen einige weit über die Ernährung und Bewegung hinausgehen. Frauen, die nachhaltig abnehmen möchten, können von ein paar einfachen Änderungen ihres Lebensstils profitieren. Schon eine kleine Anwendung dieser Techniken in Ihrer täglichen Routine wird Ihnen dabei helfen, die bestmöglichen Ergebnisse zu erzielen und eine langfristige, gesunde Gewichtsabnahme zu fördern.

PSYCHISCHE GESUNDHEIT

Obwohl die Ernährung sowohl bei Männern als auch bei Frauen einen großen Einfluss auf die psychische Gesundheit hat, deuten Studien darauf hin, dass Frauen möglicherweise anfälliger für die negativen Folgen einer falschen Ernährung sind.

Jeder muss eine ausgezeichnete Gesundheit bewahren, aber Frauen müssen dies aufgrund der besonderen physiologischen und hormonellen Veränderungen, die uns betreffen, besonders tun. Die Aufrechterhaltung guter Essgewohnheiten, körperlicher Aktivität und geistiger Gesundheit kann Frauen dabei helfen, ein glückliches, erfülltes Leben zu führen und ihre beruflichen und persönlichen Ziele zu erreichen.

Ernährungsgewohnheiten beeinflussen nicht nur die Zusammensetzung, Struktur und Funktion des Gehirns, sondern auch Auswirkungen auf endogene Hormone, Neuropeptide,

Neurotransmitter und die Mikrobiota-Darm-Hirn-Achse. Diese Effekte sind entscheidend für die Regulierung von Stress und Entzündungen sowie für die Aufrechterhaltung der kognitiven Leistungsfähigkeit.

Immer mehr Forschungsergebnisse deuten auf einen direkten Zusammenhang zwischen Ernährung und psychischer Gesundheit hin. Untersuchungen zeigen, dass unsere Stimmung, unsere kognitiven Funktionen und unsere allgemeine psychische Gesundheit stark durch die von uns verzehrten Lebensmittel beeinflusst werden können. Die genauen Mechanismen, die diesen Auswirkungen zugrunde liegen, werden jedoch noch untersucht. Berücksichtigen Sie die folgenden wichtigen Punkte:

Mangelernährung: Psychische Gesundheitsprobleme können durch einen Mangel an wichtigen Nährstoffen in der Ernährung entstehen. Beispielsweise gibt es Hinweise darauf, dass ein Mangel an Eisen, Zink, Magnesium, B-Vitaminen und Omega-3-Fettsäuren mit einem höheren Risiko für psychische Probleme wie Angstzustände und Depressionen verbunden ist.

Die Gehirn-Darm-Achse: Die Milliarden von Bakterien, die in unserem Verdauungstrakt leben und als Darmmikrobiota bekannt sind, sind für das geistige Wohlbefinden unerlässlich. Die Darm-Hirn-Achse ermöglicht eine bidirektionale Kommunikation zwischen Gehirn und Darm. Untersuchungen zufolge können psychische Probleme durch Dysbiose, eine Anomalie der Bakterien im Darm, verschlimmert werden. Fermentierte Lebensmittel, Obst, Gemüse und eine ballaststoffreiche Ernährung können dazu beitragen, ein vielfältiges und gesundes Darmmikrobiom zu unterstützen.

Entzündung: Ein höheres Risiko für psychische Probleme wird mit anhaltenden Entzündungen im Körper in Verbindung gebracht. Eine Ernährung, die reich an Obst, Gemüse, Vollkornprodukten und gesunden Fetten ist, kann entzündungshemmende Eigenschaften haben, während verarbeitetes Fleisch, raffinierter Zucker und schlechte Fette Entzündungen verursachen können.

Regulierung des Blutzuckers: Emotionen und Energieniveaus können durch Blutzuckerschwankungen beeinflusst werden. Der Verzehr von Lebensmitteln mit hohem glykämischen Index, wie raffinierte Kohlenhydrate und zuckerhaltige Getränke, kann dazu führen, dass der Blutzuckerspiegel schnell ansteigt und abfällt, was sich nachteilig auf die Stimmung auswirken und das Risiko psychischer Probleme erhöhen kann. Die Aufnahme komplexer Kohlenhydrate, Ballaststoffe und Proteine in eine ausgewogene Ernährung kann zur Kontrolle des Blutzuckerspiegels beitragen.

Die Gesundheit von Frauen hängt von einer ausgewogenen Ernährung ab, da sie ihnen die Nährstoffe liefert, die sie für allgemeine Vitalität, Hormonhaushalt und Energie benötigen.

Ein gesunder Geist ist für das allgemeine Wohlbefinden unerlässlich. Machen Sie diese Routinen zu einer Priorität für Ihre geistige Gesundheit:

- **Meditieren und Achtsamkeit üben:** Meditieren und Achtsamkeitsübungen können dazu beitragen, Stress und Ängste abzubauen und die emotionale Gesundheit im Allgemeinen zu verbessern. Stellen Sie sicher, dass Sie jede Nacht sieben bis neun Stunden ausreichend Schlaf bekommen.

- **Soziale Bindungen:** Halten Sie enge Beziehungen zu Ihrer Familie und Ihren Freunden aufrecht. Eine verbesserte psychische Gesundheit geht mit gesünderen Beziehungen einher.

- **Zeitmanagement:** Nutzen Sie Ihren Zeitplan optimal, um Stress abzubauen und sich Zeit für Hobbys zu nehmen.

- **Suchen Sie bei Bedarf um Hilfe:** Scheuen Sie sich nicht, sich an einen Experten für psychische Gesundheit zu wenden, wenn Sie Probleme mit Ihrer psychischen Gesundheit haben.

Lebensmittel, die das geistige Wohlbefinden fördern

Es gibt bestimmte Nährstoffe, die besonders effektiv zur Förderung der psychischen Gesundheit und des Wohlbefindens beitragen. Unter ihnen sind:

● **Omega-3-Fettsäuren:** Omega-3-Fettsäuren, die in Walnüssen, Leinsamen und fettem Fisch enthalten sind, lindern nachweislich die Symptome und Anzeichen von Angstzuständen und Depressionen.

● **B-Vitamine:** B-Vitamine, zu denen Folsäure, B6 und B12 gehören, sind für eine gesunde Gehirnentwicklung notwendig und können auch dazu beitragen, die Anzeichen und Symptome von Angstzuständen und Depressionen zu lindern.

● **Magnesium:** Dieses Element ist für den Stressabbau und die Stimmungsregulierung unerlässlich.

ESSENTIALS, DIE SIE ZU IHRER ERNÄHRUNG HINZUFÜGEN SOLLTEN

Die Aufnahme der richtigen Lebensmittel in Ihre Ernährung trägt zur Förderung der psychischen Gesundheit und des allgemeinen Wohlbefindens bei. Einige nährstoffreiche Lebensmittel sind:

1. **Dunkles Grün:** Blattgemüse mit hohem Folsäure- und Magnesiumgehalt, einschließlich Grünkohl und Spinat.

2. **Beeren:** In Beeren, insbesondere Blaubeeren, enthaltene Antioxidantien können das Gedächtnis und die Gehirnfunktion verbessern.

3. **Omega-3-Fettsäuren:** Omega-3-Fettsäuren sind in fettem Fisch, zu dem auch Lachs und Thunfisch gehören, ausreichend.

4. **Vollkorn:** Zu den Vollkornprodukten mit hohem Vitamin-B-Gehalt gehören brauner Reis, Quinoa und Vollkornbrot.

5. **Nüsse und Samen:** Reich an Magnesium und Omega-3-Fettsäuren, einschließlich Nüssen und Samen wie Chiasamen, Walnüssen und Mandeln.

Lebensmittel, von denen man die Finger lassen sollte

Während einige Mahlzeiten der psychischen Gesundheit zuträglich sein können, können andere schädlich sein. Die folgenden Lebensmittel sollten eingeschränkt werden:

- **Verarbeitetes Lebensmittel/Artikel:** Snacks, Chips und Backwaren sind Beispiele für verarbeitete Mahlzeiten, die reich an gefährlichen Fetten und Zuckern sind, die die psychische Gesundheit verschlechtern und Entzündungen verursachen können.

- **Zucker:** Der Verzehr von Nahrungsmitteln und Getränken mit hohem Zuckergehalt kann zu einem Zuckerrückgang führen, der zu Müdigkeit, Reizbarkeit und Stimmungsschwankungen führen kann.

• **Koffein:** Obwohl es Ihnen einen Energieschub geben kann, kann ein Überschuss an Koffein Angstzustände verursachen und Ihren Schlaf beeinträchtigen.

Es ist wichtig zu erkennen, welchen Einfluss die Ernährung auf die psychische Gesundheit von Frauen hat. Eine gute Ernährung ist entscheidend für die Aufrechterhaltung einer guten körperlichen und geistigen Gesundheit. Sie können eine gesunde Darm-Hirn-Verbindung aufrechterhalten und die psychische Gesundheit und das Wohlbefinden fördern, indem Sie nährstoffreiche Lebensmittel in Ihre Ernährung aufnehmen und Lebensmittel meiden, die sich möglicherweise nachteilig auf die psychische Gesundheit auswirken.

Es kann auch die positiven Auswirkungen auf die psychische Gesundheit verstärken, wenn sie sich regelmäßig körperlich betätigen/bewegen.

Eine der effektivsten Möglichkeiten, ein glückliches und ausgeglichenes Leben zu führen, besteht darin, sich durch Ernährung und Bewegung gut um Ihre geistige Gesundheit zu kümmern.

KAPITEL 9

Unser Ernährungsbedarf verändert sich natürlich mit zunehmendem Alter, weil sich unsere Interessen, Prioritäten und Essgewohnheiten verändern. Ob Sie 25 oder 65 sind, die Grundlagen einer gesunden Ernährung sind immer noch dieselben. Um uns gut zu fühlen und gut auszusehen, müssen wir eine Vielzahl nährstoffreicher Mahlzeiten ausgewogen zu uns nehmen; Aber während wir verschiedene Lebensphasen durchlaufen, benötigt unser Körper bestimmte Nährstoffe.

Eine nahrhafte Ernährung in Ihren 20ern

Man sagt, dass die Zwanzigerjahre die wichtigsten Jahre in Ihrem Leben sind, und das gilt sicherlich auch für Ihre Ernährung. Wir geben oft anderen Aspekten unseres Lebens den Vorzug, bevor wir uns um unseren Körper und gute Gewohnheiten kümmern. Jüngsten Studien zufolge konsumieren Erwachsene in ihren Zwanzigern 25 % mehr Fast Food als im Teenageralter. Wenn Sie unterwegs zu Abend essen, gehen Ihnen möglicherweise wichtige Nährstoffe verloren.

Probieren Sie diese Essgewohnheiten aus:

• **Essen Sie Ihre Nährstoffmakros:** Protein, Kohlenhydrate und Fett sind die drei notwendigen Makronährstoffe. Eine

„ausgewogene Ernährung" ist eine Ernährung, bei der die drei Makronährstoffe, wie der Begriff schon sagt, richtig ausbalanciert sind.

- **Erhöhen Sie den Kaliumspiegel:** Da der Körper Kalium nicht selbst herstellen kann, ist eine kaliumreiche Ernährung im richtigen Verhältnis unerlässlich. Sie unterstützen mehrere lebenswichtige Körperprozesse wie die Verdauung, den Herzrhythmus und den Blutdruck. Sie können zum Mittagessen eine Avocado, zum Frühstück eine Banane und zum Abendessen Lachs essen, um Ihre Kaliumaufnahme zu erhöhen.

- **Wählen Sie Qualität vor Quantität:** Die Art und Weise, wie Ihr Körper Kalorien aus einer Dose Limonade oder einem Stück Kuchen abbaut, unterscheidet sich von der Art und Weise, wie er Kalorien aus einer gesunden Vollwertmahlzeit oder einem Snack abbaut. Junk Food kann hungriger machen und letztendlich zu einer Gewichtszunahme führen, da es wenig Nährstoffe enthält.

Gesunde Ernährung in Ihren 30ern

Wenn man mit 30 Beruf und Familie unter einen Hut bringt, kann das Leben schnell gehen. In dem Versuch, den gesamten Punkt ihrer To-Do-Liste zu erledigen, lassen viele Frauen das Frühstück aus oder gönnen sich eine schnelle Kleinigkeit für unterwegs. Ein geringer Ballaststoffverbrauch ist das Ergebnis des Verzichts auf das Frühstück und der Abhängigkeit von schnellen, zucker- und salzreichen Fertiggerichten.

Probieren Sie diese Essgewohnheiten aus:

● **Erhöhen Sie den Verzehr von Vollkornprodukten:** Erwachsenen Frauen wird empfohlen, zu jeder Mahlzeit mindestens 2 Unzen (oder ein Viertel Ihres Tellers) Vollkornprodukte zu sich zu nehmen. Denken Sie darüber nach, Vollkorngetreide, braunen Reis, Quinoa und Brot, das vollständig aus Vollkorn besteht, in Ihre Ernährung aufzunehmen.

● **Lebensmittel mit hohem Antioxidantiengehalt:** Der Verzehr von Lebensmitteln mit hohem Antioxidantiengehalt kann Ihr Herz schützen und das Krankheitsrisiko verringern. Essen Sie mehr Obst, Gemüse, Hülsenfrüchte, Nüsse und Samen, um die Aufnahme von Antioxidantien zu steigern.

● **Sorgen Sie für einen gut gefüllten Kühlschrank:** Untersuchungen zeigen, dass Menschen, die hungrig sind, häufig nach dem Essen greifen, das ihnen am nächsten ist. Den Kühlschrank mit vorgeschnittenem Obst, Gemüse und Käsescheiben zu füllen, ist die einfachste Methode, um zu verhindern, dass Sie eine schlechte Lebensmittelauswahl treffen.

Eine gesunde Ernährung für Ihre 40er

Dies ist das Jahrzehnt, in dem Sie möglicherweise einen Rückgang Ihrer Vitalität und ein Ungleichgewicht Ihrer Hormone spüren. Ihre Fähigkeit, Hunger- und Völlegefühle zu erkennen, kann durch einen hektischen Zeitplan, eine wachsende Familie und berufliche Hindernisse beeinträchtigt werden, was alles zu Stress und Ängsten führen und die Schlafqualität beeinträchtigen kann.

Unser Stoffwechsel, also die Geschwindigkeit, mit der unser Körper Kalorien verbrennt, kann ab dem 40. Lebensjahr abnehmen. Dieser Rückgang wird wahrscheinlich geringfügig ausfallen, da hormonelle Veränderungen, ungesunde Essgewohnheiten und Inaktivität die Hauptursachen für das Alter sind Ausbreitung bei Frauen in diesem Alter.

Daher werden eine gesunde Ernährung und regelmäßige Bewegung mit zunehmendem Alter noch wichtiger. Antioxidantienreiche Diäten tragen zum Schutz vor Erkrankungen wie Herzerkrankungen, Alzheimer und verschiedenen Krebsarten bei.

Probieren Sie diese Essgewohnheiten aus:

- **Essen Sie eisenreiche Lebensmittel:** Um die Produktion roter Blutkörperchen zu steigern und den Körper mit Sauerstoff zu versorgen, benötigen Sie Eisen. Wenn nicht genügend rote

Blutkörperchen vorhanden sind, erhält Ihr Körper nicht genügend Sauerstoff, was dazu führt, dass Sie sich lethargisch und schwach fühlen. Süßkartoffeln, Hühnchen, Brokkoli und Spinat sind hervorragende Lebensmittel, um Ihren Eisenverbrauch zu steigern.

• **Steigern Sie Ihre Kalziumaufnahme:** Damit Muskeln und Nerven gesund bleiben und richtig funktionieren, ist Kalzium unerlässlich. Essen Sie täglich drei Portionen Milchprodukte, um sicherzustellen, dass Sie die empfohlene Menge an Kalzium erhalten. Essen Sie den ganzen Tag über Nüsse wie Mandeln oder Walnüsse, die viel Kalzium enthalten. Nehmen Sie jeden Tag eine kleine Handvoll Nüsse und Samen als Snack zu sich und haben Sie immer ein Glas davon bei sich.

• **„Genieße den Regenbogen“:** Nehmen Sie in Ihren Mahlzeiten und Snacks eine Reihe von Lebensmitteln mit hohem Antioxidantiengehalt auf, um Entzündungen und Schäden durch freie Radikale zu bekämpfen. Bemühen Sie sich, den ganzen Tag über Beeren, Blattgemüse oder echte dunkle Schokolade zu essen. Gemüse und Obst mit leuchtenden Farben gehören zu den besten Lieferanten antioxidativer Verbindungen. Dazu gehören Antioxidantien, die mit zahlreichen gesundheitlichen Vorteilen verbunden sind, einschließlich der Erhaltung gesunder Haut. Essen Sie täglich eine große Auswahl an Farben und mindestens fünf Obst- und Gemüsestücke.

- **Lebensmittel mit hohem Proteingehalt:** Ihre Haut, Nägel und Haare können sich verschlechtern, wenn Sie nicht genügend Protein mit Ihrer Ernährung zu sich nehmen. Weitere Anzeichen können eine langsamere Heilung von Wunden und Verletzungen, eine erhöhte Anfälligkeit für Erkältungen, Veränderungen in der Körperzusammensetzung und sogar Veränderungen in der Körperhaltung sein. Die Wahl eines hochwertigen Proteins ist entscheidend. Alle basischen Aminosäuren, einschließlich Leucin, das für die Synthese von Muskelgewebe notwendig ist, sind in diesen Lebensmitteln enthalten. Molkenproteinpulver, Sojamilch, Tempeh, Eier, Joghurt und Milch sind allesamt nützliche Nahrungsquellen.

Gesunde Ernährung in Ihren 50ern

Der Schwerpunkt in Ihren 50ern liegt auf der Herz- und Gehirngesundheit und gegebenenfalls auf der Behandlung von Wechseljahrsbeschwerden. Diese Altersgruppe leidet häufiger unter gesundheitlichen Problemen wie erhöhtem Cholesterinspiegel, Bluthochdruck und Typ-2-Diabetes.

Mit zunehmendem Alter benötigen wir weniger Kalorien. Die Auswahl der wichtigsten Kalorien kann eine Herausforderung sein. Obwohl es keine Möglichkeit gibt, das Altern aufzuhalten, gibt es zahlreiche Strategien, um Ihre Essgewohnheiten zu verbessern und ein längeres, besseres Leben zu führen.

Probieren Sie diese Essgewohnheiten aus:

• **Nehmen Sie gute Fette zu sich:** Gesättigte Fette können sich negativ auf das Gedächtnis und die Konzentration auswirken und außerdem schädlich für die Gesundheit Ihrer Arterien und Ihres Herzens sein. Begrenzen Sie den Verzehr von Sahne, Butter und rotem Fleisch. Nehmen Sie zusätzlich pflanzliche Fette wie Leinsamen und fetten Lachs zu sich. Ihr Herz und Ihr Gehirn können von diesen guten Fetten noch mehr profitieren.

• **Salz einstellen:** Mit zunehmendem Alter werden unsere Geschmacksknospen weniger empfindlich. Achten Sie daher darauf, Ihr Essen nicht zu stark zu salzen. Darüber hinaus steigt der Blutdruck mit zunehmendem Alter tendenziell an. In Amerika leidet etwa jeder dritte Erwachsene an Bluthochdruck. Begrenzen Sie Ihren täglichen Salzkonsum auf einen Teelöffel. Achten Sie beim Kauf von gefrorenem Gemüse auf Gemüse mit der Aufschrift „frisch gefroren" und ohne zusätzliche Soßen oder Gewürze. Dies ist eine Möglichkeit, die Salzaufnahme zu reduzieren.

• **Protein konsumieren:** Essen Sie mehr proteinreiche Lebensmittel, um die Kollagensynthese, das Zellwachstum und die Energieerhaltung zu stimulieren. Versuchen Sie, mindestens 60 % Ihrer Kalorien aus Fett zu beziehen, die restlichen Kalorien dann aus Eiweiß und gesunden Kohlenhydraten wie Beeren und

Gemüse. Fügen Sie Ihrer Ernährung Hühnchen, Fisch, Eier, Bohnen und Hüttenkäse hinzu.

Eine nahrhafte Ernährung für 60-Jährige und darüber hinaus

Unsere Fähigkeit, ein längeres, gesundes und aktives Leben zu führen, wird maßgeblich von unserer Ernährung beeinflusst. Eine gute Ernährung kann altersbedingten Muskelschwund, schwächelnde Knochen und Osteoporose minimieren und das Risiko chronischer Krankheiten verringern. Alter und Ernährungsmängel tragen alle zu einem erhöhten Risiko für Herzinfarkt und Schlaganfall bei; Weitere Risikofaktoren sind übermäßiger Verzehr von gesättigten Fettsäuren und Transfetten, zu viel Alkoholkonsum, Rauchen und Bewegungsmangel.

Mit zunehmendem Alter nimmt die Fähigkeit des Körpers ab, Vitamine und Mineralstoffe aufzunehmen und zu verwerten. Bestimmte Vitamine und Mineralstoffe werden schlechter aufgenommen, wenn verschreibungspflichtige Medikamente über einen längeren Zeitraum eingenommen werden. Wenn unser Appetit nachlässt, wird es umso wichtiger, sich ausgewogen und nahrhaft zu ernähren.

Mit zunehmendem Alter treten auch Verdauungsprobleme wie Divertikelerkrankungen, Hämorrhoiden und Verstopfung häufiger auf. Aktiv zu bleiben fördert eine gesunde Darmfunktion, also setzen Sie Ihr Yoga- oder Wanderprogramm fort. Bewegung kann auch dazu beitragen, Stress und Ängste zu reduzieren.

Probieren Sie diese Essgewohnheiten aus:

•**Verbrauchen Sie B12-Quellen:** Mit zunehmendem Alter nimmt die Fähigkeit unseres Körpers, Vitamin B12 zu verdauen, ab. Es kann schwierig sein, ausreichend Vitamin B12 zu sich zu nehmen, da wir es nicht in der gleichen Weise wie jüngere Menschen über die Nahrung aufnehmen können. B12-reiche Lebensmittel umfassen Eier, Kleie-Müsli, Lachs, Thunfisch und Rindfleisch.

•**Zink:** Erhöhen Sie Ihre Zinkaufnahme. Mit zunehmendem Alter lässt unser Immunsystem nach.

• **Vitamin D:** Das köstliche Vitamin D ist für die Erhaltung der Gesundheit Ihrer Knochen unerlässlich, da es dafür sorgt, dass Ihre Ernährung ausreichend Kalzium enthält. Studien deuten darauf hin, dass auch Menschen mit erheblichen Defiziten anfällig für Demenz sind. Gute Quellen sind Milchprodukte und angereichertes Soja, fetter Lachs und Eier.

• **Getreide und Hülsenfrüchte:** Stellen Sie sicher, dass Ihre Ernährung viele ballaststoffreiche Lebensmittel wie Bohnen, Erbsen, Linsen und Vollkornprodukte wie Hafer und Gerste enthält. Beta-Glucan, eine einzigartige Ballaststoffform, die in Hafer und Gerste vorkommt, ist nützlich bei der Regulierung des

Cholesterinspiegels. Entscheiden Sie sich für weniger verarbeiteten Hafer und Gerste, da diese Körner das Potenzial haben, den Blutzuckerspiegel zu stabilisieren und das Sättigungsgefühl zu verlängern.

• **Obst und Gemüse**: Ein kleines Glas Pflaumensaft am Morgen oder der Verzehr von mehr Steinobst wie Aprikosen und Pflaumen können bei Verstopfung helfen. Bananen sind eine ausgezeichnete Quelle für Kalium, ein Mineral, das zur Aufrechterhaltung des Blutdrucks beiträgt. Ihr Beitrag an Magnesium und Vitamin B6 kann auch dabei helfen, Angstzustände zu kontrollieren, und ihr Tryptophan kann einen längeren Schlaf fördern, was besonders für ältere Menschen wichtig ist. Eine an Avocados reiche Ernährung kann die Synthese von Glutathion steigern, einem Antioxidans, das die Leberfunktion verbessert, und kann besonders wichtig sein, wenn Sie verschriebene Medikamente einnehmen. Darüber hinaus liefern Avocados herzgesunde Lipide, die scheinbar auch dazu beitragen, die äußeren Zeichen der Hautalterung zu mildern.

KAPITEL 10

ERGÄNZUNGSMITTEL: WANN UND WARUM

Sie fragen sich vielleicht, ob diese Fischöltabletten oder Vitamin-C-Flaschen funktionieren und ob sie sicher sind. Sie sollten zunächst überlegen, ob Sie sie benötigen.

Über 50 % der Amerikaner nehmen entweder regelmäßig oder gelegentlich Nahrungsergänzungsmittel ein. Nahrungsergänzungsmittel können rezeptfrei gekauft werden und werden normalerweise als Pillen, Pulver oder Flüssigkeiten angeboten. Vitamine, Mineralien und Kräuterprodukte – auch Pflanzenstoffe genannt – sind gängige Nahrungsergänzungsmittel.

Frauen nutzen diese Nahrungsergänzungsmittel, um ihre Gesundheit zu erhalten oder zu verbessern und sicherzustellen, dass sie ausreichend lebenswichtige Nährstoffe erhalten. Allerdings benötigt nicht jeder eine Nahrungsergänzung. Sie müssen kein einziges Nahrungsergänzungsmittel einnehmen, da Sie möglicherweise alle benötigten Nährstoffe durch den Verzehr einer Reihe nährstoffreicher Lebensmittel erhalten.

Nahrungsergänzungsmittel können Ihnen jedoch dabei helfen, Nährstoffdefizite in Ihrer Ernährung auszugleichen.

Bestimmte Nahrungsergänzungsmittel können negative Folgen haben, insbesondere wenn sie zusammen mit anderen Medikamenten oder kurz vor einer Operation eingenommen werden. Darüber hinaus kann die Einnahme von Nahrungsergänzungsmitteln bereits bestehende Erkrankungen verschlimmern. Darüber hinaus wurden die Auswirkungen vieler Nahrungsergänzungsmittel auf Jugendliche, werdende Mütter und andere Gruppen nicht untersucht. Wenn Sie also über die Verwendung von Nahrungsergänzungsmitteln nachdenken, wenden Sie sich an Ihren Arzt.

Es ist wichtig, dass Sie Ihren Arzt über die von Ihnen eingenommenen Nahrungsergänzungsmittel informieren, damit Ihre Behandlung reguliert und koordiniert werden kann. Die Food and Drug Administration (FDA) in den Vereinigten Staaten reguliert Nahrungsergänzungsmittel als Lebensmittel und nicht als Medikamente. Auf dem Etikett können bestimmte gesundheitliche Vorteile angegeben werden. Allerdings sind Nahrungsergänzungsmittel im Gegensatz zu Medikamenten nicht in der Lage, Krankheiten zu behandeln, zu heilen oder zu verhindern.

Es gibt kaum Beweise dafür, dass eine Nahrungsergänzung das Fortschreiten einer chronischen Krankheit stoppen kann. Nehmen Sie niemals Nahrungsergänzungsmittel in der Erwartung, dies zu erreichen. Es gibt Hinweise darauf, dass verschiedene Nahrungsergänzungsmittel die Gesundheit auf unterschiedliche Weise verbessern können. Zu den am häufigsten verwendeten Nahrungsergänzungsmitteln gehören Kalzium, die Vitamine B, C und D sowie Multivitamine. Mithilfe von Vitamin D nimmt der Körper Kalzium besser auf und Kalzium fördert die Knochengesundheit. Antioxidantien wie die Vitamine C und E sind Substanzen, die Zellschäden vorbeugen und die Gesundheit unterstützen.

Der Nährstoffbedarf einer Frau variiert im Laufe ihres Lebens. Mangelerscheinungen treten häufiger in bestimmten Lebensphasen auf – etwa in der Schwangerschaft – und in bestimmten Situationen, etwa wenn eine Frau raucht, übermäßig trinkt oder krank ist.

Aus diesem Grund müssen Frauen möglicherweise Nahrungsergänzungsmittel mit einem oder mehreren Nährstoffen einnehmen, um die empfohlenen täglichen Aufnahmemengen zu erreichen.

Kinder und Jugendliche

Da sie einen kleineren Körper haben als ältere Teenager und Frauen, benötigen Mädchen im Alter von 9 bis 13 Jahren häufig geringere Vitamindosen. Allerdings haben Jugendliche über 14 Jahre einen vergleichbaren Bedarf an Vitaminen und Mineralstoffen wie Erwachsene. Einer Studie zufolge leiden Mädchen im Teenageralter häufiger unter Vitaminmangel als die Gesamtbevölkerung. Bei heranwachsenden Frauen kommt es beispielsweise häufiger zu Vitamin-D- und Folsäuredefiziten.

Untersuchungen zufolge ernähren sich zahlreiche Teenager von Vitamin- und Mineralstoffmangel.

Frauen im Alter von 19 bis 50 Jahren

Ein Mangel an Vitamin D, Eisen und B6 tritt häufiger bei Frauen im Alter zwischen 19 und 50 Jahren auf. Laut einer Studie mit Daten von über 15.000 Personen waren Frauen in dieser Altersgruppe am wahrscheinlichsten von Nährstoffmangel gefährdet, wie z Mangel an Vitamin B6 und Vitamin D.

Schwangere oder stillende Frauen

Der Nährstoffbedarf steigt während der Schwangerschaft und Stillzeit, um die Gesundheit des Fötus und der Mutter zu erhalten. Aus diesem Grund besteht bei schwangeren oder stillenden Frauen ein höheres Risiko, dass es zu Nährstoffdefiziten kommt. Tatsächlich sind weltweit bis zu 30 % der schwangeren Frauen von

Vitaminmangel betroffen. Aktuelle Studien deuten darauf hin, dass schwangere Frauen etwa 4.000 IE pro Tag benötigen, um einen ausreichenden Vitamin-D-Spiegel aufrechtzuerhalten, während stillende Frauen möglicherweise etwa 6.400 IE pro Tag benötigen.

Ein weiterer wichtiger Nährstoff für die Gesundheit von Müttern und Föten ist Cholin. Studien zufolge erhält die Mehrheit der schwangeren Frauen in den USA nicht die vorgeschriebenen 450 mg Cholin täglich. Leider fehlt Cholin in vielen pränatalen Nahrungsergänzungsmitteln.

Ältere Damen

Ein Mangel an bestimmten Nährstoffen wie Kalzium, Magnesium und den Vitaminen C, D, B6 und B12 kommt bei Frauen nach der Menopause häufiger vor. Der Begriff „ältere Damen" bezieht sich auf Personen, die 60 Jahre oder älter sind. Diese Frauen nehmen häufig Medikamente ein, die den Vitaminspiegel im Körper senken, und ernähren sich nicht ausreichend, was das Risiko für einen oder mehrere Vitaminmangelerscheinungen erhöht.

Zusätzliche Faktoren

Neben Alter und Schwangerschaft können auch andere Variablen den Vitaminbedarf beeinflussen und die Möglichkeit eines Nährstoffmangels erhöhen. Zu den Variablen gehören:

☐ Körpergewicht

- ☐ Alkoholkonsum
- ☐ Drogen
- ☐ Krankheiten

Frauen, die an bestimmten medizinischen Erkrankungen wie Autoimmunerkrankungen, Magen-Darm-Erkrankungen oder Typ-2-Diabetes leiden, haben im Vergleich zur Allgemeinbevölkerung ein höheres Risiko, einen Mangel an einem oder mehreren Vitaminen zu entwickeln.

Forschungsergebnisse deuten darauf hin, dass Frauen, die übergewichtig sind, auch häufiger an Vitaminmangel leiden, beispielsweise an B12 und D. Der Nährstoffbedarf kann auch durch den Hautton beeinflusst werden. Da afroamerikanische Frauen über größere Mengen des Hautpigments Melanin verfügen (das die für die Vitamin-D-Synthese der Haut notwendige UVB-Strahlung blockiert) als europäisch-amerikanische Frauen, ist die Wahrscheinlichkeit, dass sie Vitamin-D-Defizite entwickeln, höher.

Darüber hinaus kommt es bei Frauen, die diätetische Einschränkungen praktizieren oder unter Essstörungen leiden, häufig zu Ernährungsdefiziten.

Konsultieren Sie Ihren Arzt oder das medizinische Fachpersonal, bevor Sie Nahrungsergänzungsmittel einnehmen.

Insbesondere wenn Sie gleichzeitig andere Medikamente einnehmen, können bestimmte Nahrungsergänzungsmittel das Risiko für die Entwicklung neuer Gesundheitsprobleme erhöhen. Verschreibungspflichtige Medikamente wirken möglicherweise nicht mehr, wenn bestimmte Nahrungsergänzungsmittel eingenommen werden. Einige Nahrungsergänzungsmittel können die Wirkung verschreibungspflichtiger Medikamente beeinträchtigen, beispielsweise Blutverdünner, wenn Sie diese einnehmen.

Nahrungsergänzungsmittel können die beabsichtigte Funktion von Medikamenten beeinträchtigen und dabei schwerwiegende gesundheitliche Probleme verursachen.

ERGÄNZUNGSMITTEL RICHTIG AUSWÄHLEN

Bevor wir Geld für Nahrungsergänzungsmittel zur Verbesserung unseres Wohlbefindens ausgeben, müssen wir einige Dinge bedenken, auch wenn wir alle lieber herumstöbern und die besten Angebote für eine Vielzahl von Produkten finden. Da die Qualität der Zutaten und Produktionsprozesse unterschiedlich sein können, ist es wichtig, fundierte Entscheidungen zu treffen.

Hier sind einige Vorschläge, die ich für die Auswahl der besten Nahrungsergänzungsmittel habe:

- Beschränken Sie die Optionen, indem Sie ausschließlich Artikel von zuverlässigen Unternehmen auswählen, die sich der Wissenschaft, Exzellenz, Zuverlässigkeit, Qualität und Sicherheit verschrieben haben.

- Achten Sie genau auf alle Zutaten, die auf der Nährwertkennzeichnung hervorstechen, insbesondere wenn Sie ernährungsempfindlich sind.

- Wenn Sie eine bestimmte Diät einhalten oder an bestimmten Nahrungsmittelallergien leiden, prüfen Sie, ob Zertifizierungen von Drittanbietern vorliegen, z. B. „Certified Gluten Free".

- Sehen Sie sich die Website eines Unternehmens sorgfältig an und achten Sie auf die Qualität der Wissenschaftler und medizinischen Fachkräfte seiner Mitarbeiter.

- Überprüfen Sie, ob das Unternehmen regelmäßig Geld für Produkttests und -verbesserungen ausgibt. Von unparteiischen Dritten durchgeführte Studien von zuverlässigen Organisationen könnten ebenfalls von Vorteil sein.

- Seien Sie vorsichtig bei Produkten, die angeblich „ganz natürlich" sind, Krankheiten „heilen" oder über eine „Geld-zurück-Garantie" verfügen. Eine Ergänzung ist wahrscheinlich nicht echt, wenn sie zu gut klingt, um wahr zu sein.

KAPITEL 11

ABSCHLUSS

Damit Frauen gesund sind und sich allgemein gut fühlen, müssen sie sich ausgewogen ernähren und alle notwendigen Elemente enthalten. Zahlreiche Gesundheitsprobleme wie Anämie, Osteoporose, Herzerkrankungen und Depressionen können durch eine nahrhafte Ernährung, die reich an Kalzium, Eisen, Folsäure, Omega-3-Fettsäuren und Vitamin D ist, vermieden werden.

Damit Frauen ihre höchste (maximale) Knochenmasse erreichen, müssen sie während der gesamten Jugend und im frühen Erwachsenenalter kalziumreiche Lebensmittel zu sich nehmen. Dadurch wird das Risiko verringert, an Osteoporose zu erkranken, einer degenerativen Erkrankung, die zu Knochenschwund führt und die Anfälligkeit für Knochenbrüche erhöht.

Da wir während unserer Periode Eisen verlieren, benötigen auch Frauen eine ausreichende Zufuhr von Eisen. Damit der Körper richtig funktioniert, müssen Frauen auch genügend Kalorien zu sich nehmen, um ihren Energie- und Nährstoffbedarf zu decken.

Jede Frau hat einen unterschiedlichen Kalorienbedarf, der durch Faktoren wie Alter, Körpergröße und Trainingsgrad bestimmt wird. Im Allgemeinen wird Frauen im Alter von 23 bis 50 Jahren empfohlen, täglich 1.700 bis 2.200 Kalorien zu sich zu nehmen, um ihr aktuelles Körpergewicht und ihren Energiebedarf aufrechtzuerhalten.

Im Allgemeinen wird der Energiebedarf älterer Frauen durch weniger Kalorien gedeckt und aufrechterhalten. Selbst bei Versuchen, das Gewicht zu reduzieren, kann der Verzehr von weniger als 1.500 Kalorien pro Tag für Frauen das Risiko einer Unterernährung und einer schlechten Gesundheit mit sich bringen.

FRAUEN FÜR KONTINUIERLICHES WOHLBEFINDEN ERMÖGLICHEN

Die Kontrolle über die eigene Gesundheit zu erlangen, ist der erste Schritt zur Selbstbestimmung. Eine gesunde Ernährung, ausreichend Schlaf und regelmäßige Bewegung unterstützen das allgemeine Wohlbefinden. Das Festlegen von Gesundheitszielen, die Priorisierung von Selbstpflegeroutinen und die Inanspruchnahme professioneller Hilfe bei Bedarf sind entscheidende Schritte im Umgang mit der Gesundheit von Frauen.

Die Navigation zur Frauengesundheit ist ein lebenslanger Prozess, der ständiges Lernen und Anpassung erfordert. Die Grundlage von Empowerment ist Wissen, das Frauen die Möglichkeit gibt, fundierte Entscheidungen über ihren Körper, ihre Gesundheit und ihr allgemeines Wohlbefinden zu treffen.

Frauen können ein glückliches Leben führen, das ihr körperliches, geistiges und emotionales Wohlbefinden fördert, indem sie Bildung in Anspruch nehmen, Unterstützung erhalten und sich für ihre gesundheitlichen Bedürfnisse einsetzen. Vergessen Sie nie, dass die Stärkung von Informationen ausgeht und dass jede Frau über die Ressourcen verfügen sollte, die sie benötigt, um auf ihrem Weg zur Gesundheit erfolgreich zu sein.